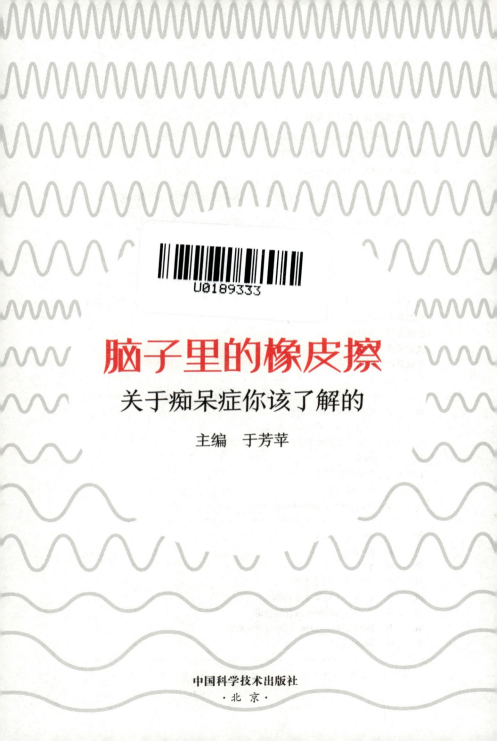

U0189333

脑子里的橡皮擦

关于痴呆症你该了解的

主编　于芳苹

中国科学技术出版社

·北 京·

图书在版编目（CIP）数据

脑子里的橡皮擦：关于痴呆症你该了解的 / 于芳苹主编 . — 北京：中国科学技术出版社 , 2024.1（2024.8 重印）

ISBN 978-7-5236-0390-1

Ⅰ . ①脑… Ⅱ . ①于… Ⅲ . ①痴呆—防治—普及读物 Ⅳ . ① R749.1-49

中国国家版本馆 CIP 数据核字 (2023) 第 234005 号

策划编辑	黄维佳　刘　阳
责任编辑	黄维佳
文字编辑	方金林
装帧设计	佳木水轩
责任印制	徐　飞

出　　版	中国科学技术出版社
发　　行	中国科学技术出版社有限公司
地　　址	北京市海淀区中关村南大街 16 号
邮　　编	100081
发行电话	010-62173865
传　　真	010-62179148
网　　址	http：//www.cspbooks.com.cn

开　　本	889mm×1194mm　1/32
字　　数	85 千字
印　　张	4.5
版　　次	2024 年 1 月第 1 版
印　　次	2024 年 8 月第 2 次印刷
印　　刷	北京盛通印刷股份有限公司
书　　号	ISBN 978-7-5236-0390-1/R·3143
定　　价	58.00 元

（凡购买本社图书，如有缺页、倒页、脱页者，本社销售中心负责调换）

编著者名单

主编　于芳苹

编者　（以姓氏汉语拼音为序）

顾秋姣　胡　钧　陆丽君
施青青　孙聪丽　姚红庆

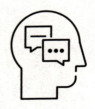

主编简介

于芳苹　医学硕士，神经内科主任医师，上海交通大学医学院附属松江医院干部科副主任。中国老年医学学会神经医学分会青年委员，上海市中西医结合学会第二届脑心同治专业委员会委员、第二届神经内分泌专业委员会青年委员。荣获上海市优秀青年医师、上海市松江区医苑新星、上海市松江区第五届拔尖人才等称号。主持及参与国家级、省区级科研项目 8 项，获上海市区级科技进步奖三等奖 2 项，发表论文 30 余篇。

内容提要

　　痴呆症就像脑子里的橡皮擦，不停地让美好的记忆消失，不留痕迹。当你还没来得及与年迈的家人告别，他们已不再记得你了；当你问了好友一件事，他却只会用迷茫的眼神看着你。当你上网检索"痴呆症"，可能会得到数以万计的结果，但大多数竟然互相矛盾……

　　关于痴呆症的信息很多，答案太少。关于痴呆症，没有哪个问题不重要，都是好问题。本书由经验丰富的神经内科医师撰写，专业解答痴呆症所有常见问题。例如，痴呆症是什么，有哪些类型？痴呆症有哪些症状，发病机制如何？此外，书中还有关于痴呆症的流行病学、诊断、治疗、护理及预防的丰富知识。本书旨在向公众科普痴呆症的相关知识，提高公众预防意识，帮助痴呆症患者及其家属驱散迷雾，走出疾病阴霾。

前　言

　　人口老龄化问题已成为我国日益严重的社会问题。根据新近人口普查公布数据显示，预计到 2040 年，65 岁及以上老年人口占总人口的比例将超过 20%。与此同时，老年人口高龄化趋势日益明显，80 岁及以上高龄老人正以每年 5% 的速度增长，到 2040 年将达到 7400 多万。痴呆症好发于老年人，且发病率随年龄增加而不断升高。照护痴呆症患者需要耗费大量的人力、物力、财力，给本就不堪老龄化重负的社会及家庭带来更加沉重的负担。

　　当前，在政府及社会的科学宣教普及下，公众对"痴呆症"这一术语已有了解，但对该病的具体认知并不太多。为此，我们组织了国内一批具有丰富痴呆症诊疗、照护经验的神经内科医师共同编写了这部专门介绍痴呆症的科普书。

　　本书以循序渐进的方式，介绍了痴呆症的概念、分型、流行病学、病因、发病机制、诊断、治疗、预防和护理等内容，希望能够帮助照护者及社会大众更加全面和完整地了解痴呆症，进而提供适宜且有尊严的照护，帮助更多痴呆症患者及家庭走出疾病的阴霾，从容面对生活。

衷心希望本书能对痴呆症患者及其家属有所帮助，同时满怀诚心恳切期待各位专家、同行对本书提出宝贵意见及有益建议，以便日后再版时完善相关内容。

上海交通大学医学院附属松江医院　于芳苹

目　录

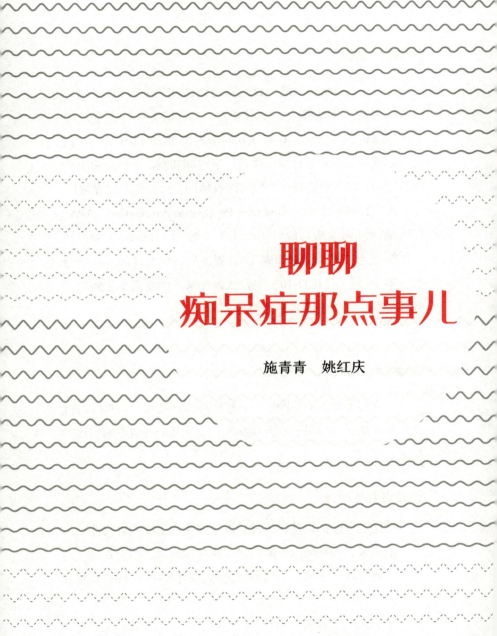

聊聊
痴呆症那点事儿

施青青　姚红庆

什么是痴呆

痴呆（dementia）是一种以获得性认知功能损害为核心，导致患者日常生活能力、学习能力、工作能力和社会交往能力明显减退的综合征。患者认知功能的损害涉及记忆、学习、定向、理解、判断、计算、语言、视空间功能、分析及解决问题等能力，在病程的某一阶段常伴有精神、行为和人格异常。

美国精神病学会（American Psychiatric Association，APA）在《精神障碍诊断与统计手册（第 5 版）》（DSM-5）中，将痴呆描述为"神经认知障碍"。世界卫生组织在《国际疾病分类（第 10 版）》（ICD-10）中，认为痴呆的诊断需基于病史询问及神经心理检查证实智能衰退。

痴呆的分型

造成痴呆发生的原因很多，根据病因通常可分为神经退行性痴呆、血管性痴呆、混合性痴呆，以及其他特定原因引起的痴呆。

神经退行性痴呆

神经退行性痴呆是指因神经退行性疾病造成的进行性且不可逆的痴呆，包括阿尔茨海默病、路易体痴呆、帕金森病合并痴呆、额颞叶痴呆等。不同类型的神经退行性痴呆皆有其特殊

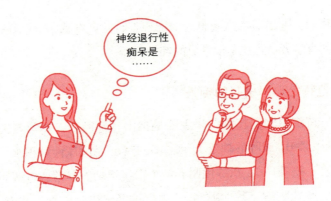

的脑部病理表现，临床上产生的认知功能障碍和行为精神症状也不尽相同。

血管性痴呆

广义的血管性痴呆是指因血流不足造成的痴呆，目前倾向使用"血管性认知功能障碍"作为其病名，包含了由轻到重的不同程度认知损伤，还包括轻度认知功能障碍。目前比较狭义的血管性痴呆定义则需要证实脑血管疾病（如脑卒中、认知功能障碍）的发生有时序上的关联，才能被称为血管性痴呆，例如 NINDS-AIREN 诊断标准规定，认知功能障碍要发生于脑血管疾病 3 个月内。

混合性痴呆

患者若同时患有阿尔茨海默病与血管性痴呆，则称为混合性痴呆。阿尔茨海默病患者脑部解剖时常见有脑卒中的病灶，因此有学者认为这是很常见的痴呆。

其他特定原因引起的痴呆

特定原因引起的痴呆主要是指由其他疾病，如营养失调（维生素 B_{12} 或叶酸缺乏）、颅内病变（正常颅压性脑积水、脑肿瘤、脑外伤）、新陈代谢异常（甲状腺功能异常、电解质紊乱、肝性脑病、肾性脑病）、中枢神经感染（梅毒、艾滋病、细菌性或病毒性脑炎）、中毒（药物、酒精、一氧化碳及重金属）、脑部肿瘤（特别是在额叶或颞叶的部位）等造成的一类痴呆。与神经退行性痴呆和血管性痴呆的不同之处是，当特定疾病治疗痊愈后，痴呆症状就有可能部分或完全治愈。因此在诊断时，需要排除这些可恢复性疾病。

常见的痴呆症类型
阿尔茨海默病

阿尔茨海默病是造成痴呆的第一大病因，好发年龄为 65 岁及以上，年纪越大患病风险越高。此病往往在不知不觉中发生，然后逐渐变差。通常情况下，阿尔茨海默病患者若不治疗，经简易智能精神状态检查量表（MMSE）测试每年会减退 3~4 分，经阿尔茨海默病量表（ADAS-Cog）测试每年会减退 7~9 分，平均存活时间约 10 年。

1907 年，德国精神科医师及神经病理学者阿尔茨海默首次描述了该病，其主要病理变化是在大脑有异常沉积的淀粉样斑块和高度磷酸化 Tau 蛋白构成的神经纤维缠结，最终造成突触功能障碍、神经元消失、脑萎缩等退行性改变。

阿尔茨海默病的成因非常复杂，而淀粉样蛋白连锁反应的假说则是目前最被医学界接受的理论，该假说指出 β 淀粉样蛋白是形成阿尔茨海默病的主要元凶。

近期的研究中发现有些生物标记可以早期诊断阿尔茨海默病，包括：①磁共振（MRI）显示大脑海马回及颞叶萎缩；② FDG-PET 发现脑部顶叶和颞叶葡萄糖代谢低下；③脑脊髓液中的 Tau 蛋白质浓度上升及 β 淀粉样蛋白浓度下降；④ PET 成像显示大量异常的淀粉样蛋白斑块沉积。

阿尔茨海默病的最早诊断标准是 1984 年制订的，要纳入上述生物标记作为诊断标准，必须经过讨论。美国老化研究所（National Institute on Aging，NIA）与阿尔茨海默病学会（Alzheimer's Association，AA）于 2011 年重新修订诊断标准（NIA-AA diagnostic criteria），用于阿尔茨海默病的临床诊断。NIA-AA 诊断标准为：①症状已影响日常生活和工作；②无法胜任原本的工作或熟悉的事务；③症状无法用谵妄或精神疾病来解释；④采用问诊或认知检测量表评估有认知障碍；⑤至少存在下述情况中的 2 种认知或行为异常，如无法学习新事物，无法分析或处理复杂的事，存在面部失认等视觉空间障碍，在阅读、写字或讲话时存在语言障碍，存在性格或行为改变。

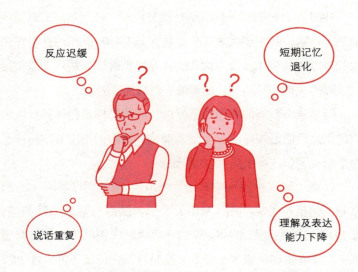

NIA-AA 诊断标准采纳了阿尔茨海默病中少数患者可能会以视觉或语言的形式来表现，此外，还将病程区分为临床前期、阿尔茨海默病引起的轻度认知障碍期和阿尔茨海默病期。这是因为有些生物标志物（如淀粉样蛋白 –PET 或脑脊液）可以帮助我们在患者没有症状或是只有一点症状时就可以诊断出来，有利于临床试验的结果判定，进而加速药物研发。

路易体痴呆

路易体痴呆为第二常见的神经退行性痴呆，好发年龄为 70 岁及以上，患者脑部病理切片可见路易体，故而得名。通常，帕金森病患者的脑部病理切片也可见到路易体，但出现的脑部区域与路易体痴呆不同。

路易体痴呆患者的认知功能障碍有其特点，具体如下。

• 注意力时好时坏，有较严重的判断力和视觉空间感退化。

• 记忆缺损，路易体痴呆患者记忆力障碍的程度较轻，而且给予提示后，往往可以记起来，但阿尔茨海默病患者则不行，因为他们已无法储存新的记忆。

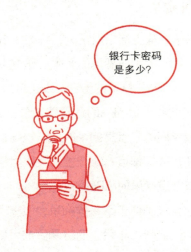

• 有明显的精神行为症状，如幻觉、妄想等。栩栩如生的视幻觉为一大特征，患者常会自述看到栩栩如生的人物，有时是动物或物品等。

• 出现类似帕金森病的动作障碍，包括身体僵硬、手抖、走路不稳、容易跌倒等，但通常比帕金森病轻微一些。

存在快速动眼期睡眠行为障碍，患者于睡眠时常会做一些被人或者动物追逐或攻击的噩梦，患者也常会随梦境而出现肢体动作。正常人在做梦时（快速动眼期）会抑制肢体的动作，但此类患者无法抑制，因此会将梦境演出。

临床上诊断时，如果患者有注意力时好时坏、快速动眼期睡眠行为障碍、视幻觉和类似帕金森病的动作障碍症状，只要符合上述 2 项就可以确诊为路易体痴呆。

帕金森病合并痴呆

帕金森病患者罹患痴呆很常见，约为 30%，患病率是一般人的 6 倍。一项澳大利亚悉尼的多中心研究发现，追踪帕金森病患者 20 年，有高达 83% 的患者会发生痴呆。

帕金森病患者发生痴呆的危险因素包括：①年龄 70 岁以后才确诊帕金森病的患者患痴呆的风险较高；②男性患者患痴呆的风险较高；③抑郁症；④严重的肢体迟缓；⑤出现幻觉或淡漠症状的患者患痴呆的风险较高。

痴呆的症状较类似于路易体痴呆，但出现痴呆症状的时间为发生动作障碍症状 1 年后，而路易体痴呆患者的动作障碍症状和痴呆发生一般间隔不到 1 年。帕金森病合并痴呆的患者发生幻觉和妄想的比例比阿尔茨海默病多，常见视幻觉，患者常会看到栩栩如生的人物，有时是动物或物品等。因为很真实且还会动，以至于有时患者会尝试去触摸幻觉，或找他人来证实他看见的东西，这种现象常发生于夜间，且同一患者每次出现的视幻觉常是相同的。帕金森病合并痴呆的患者常有睡眠问题，他们通常白天很嗜睡，另外也会发生快速动眼期睡眠行为障碍，而且常常比帕金森病先发生，几年后才发生帕金森病或路易体痴呆等疾病。

额颞叶痴呆

额颞叶痴呆是一种进行性、退化性的脑部疾病，会逐步破坏脑功能，适当的行为能力、同情他人的能力、学习能力、判断力、沟通及进行日常活动的能力都会发生障碍。额颞叶痴呆常发生于在 60 岁以下的人群，因此是早发性痴呆最常见的原因。神经影像学检查可见额叶及颞叶萎缩，但导致此疾病的确切原因尚未可知。目前的研究认为是由于 Tau 蛋白、*TDP43* 基因及颗粒蛋白前体（progranulin）等因素影响，脑细胞功能异常，甚至死亡。被影响的脑细胞主要分布在额叶与前颞叶区域，并因此表现出此疾病特殊的特征及症状。额颞叶痴呆可分为以下几种亚型。

● 行为变异型额颞叶痴呆（bvFTD）：又称为额叶型额颞叶痴呆（fvFTD）或匹克病（Pick disease），约 60% 的额颞叶痴呆患者是 bvFTD 亚型。此亚型患者的社交技能、情感、行为和自我意识都会受到影响，常表现出情绪和行为的改变，如固执、感情冷淡、冷漠和自私。很多行为变异型额颞叶痴呆患者在疾病初期并没有明显的健忘症状。

● 语义性痴呆（SD）：也称为颞叶型额颞叶痴呆，20% 的额颞叶痴呆患者属于这个亚型。语言损害不在于语言产生，而是语义障碍。疾病初期，患者可能在提及某物的名称时会用某些相近的词语替代原本的词汇，但最终会失去词汇的含义。患者阅读能力和书写能力也会退步，但可能仍会进行算术，使用数字、形状或颜色。与行为变异型额颞叶痴呆一样，该亚型的定向感和记忆力在疾病早期通常还能维持。

● **进行性非流畅型失语症（PNFA）**：在额颞叶痴呆患者中约占 20%，与语义性痴呆患者能保持说话流畅度，但失去词语含义的症状不同，此亚型的患者很难产生流畅的语言，即使他们知道想要表达的含义，但他们说话的速度变得很慢，且将词语说出来有困难，打电话与他人对话时有很大的障碍，理解复杂句子的能力也受到损害。

● **额颞叶痴呆合并运动神经元疾病（FTD-MND）**：约有 15% 的额颞叶痴呆患者会发展为运动神经元疾病。大部分患者都是合并行为变异型额颞叶痴呆一起出现，语义性痴呆或进行性非流畅型失语症较少出现。最常合并的运动神经元疾病是肌萎缩性脊髓侧索硬化症（ALS），俗称"渐冻人"症。运动神经元疾病的症状包括口齿不清、吞咽困难、容易呛咳、四肢无力或肌肉萎缩，这一类型的患者通常有家族遗传性。

血管性痴呆

一般认为血管性疾病是造成痴呆的第二大原因，病因为脑卒中或慢性脑血管病变导致脑细胞死亡，也有学者使用"多发梗死性痴呆"来称呼这一疾病。虽然血管性痴呆同样好发于老年人，但它不是脑正常老化的一部分，而且也可以发生于任何年龄。

- **诊断**：本病的诊断除痴呆外，一定还要有脑卒中的证据，即曾经发生过脑血管病变，且两者需有时序上的关联性。血管性痴呆常常是突发性的症状恶化，经治疗后，有可能维持功能不再下降，呈现出比发病前差，但比未治疗前较好的状态；若不幸又发生脑卒中，则症状又再次变差，因此有学者将这种情况称为阶梯式恶化，与神经退行性痴呆的渐进性病程不同。

- **分类**：本病分为脑卒中后血管性痴呆和小血管性痴呆。前者可能仅因一次脑卒中引起与智能相关的大脑分区功能障碍，随后进展为痴呆；而后者的病程类似阿尔茨海默病，呈逐渐性恶化，这些多半发生于皮质下缺血性血管痴呆，是由小血管阻塞造成的。

- **症状**：血管性痴呆的症状可以各式各样，根据受损的脑部位及其受损程度而有所不同。脑卒中后某些功能下降（如失语症）不能称为痴呆。血管性痴呆也容易发生夜间混乱现象，天色变暗时意识较不清楚。患者病史中常常有高血压的情况，甚至有脑卒中的病史，如手脚无力、吞咽困难、头晕目眩、走路偏斜等。阿尔茨海默病患者常常在较早期就发生人格改变，但血管性痴呆的患者人格一般不会发生改变，因此比较有辨识感。另外，患抑郁症的比例在血管性痴呆患者中相当高，有时存在情绪失控现象。举例来说，在不是与情绪很相衬的刺激情况下就会哭起来或无缘无故地笑起来，这是脑内神经传导物质改变造成的，不是单纯对本身神经疾病的情绪反应。与其他痴呆类型一样，患者也可能有幻觉或妄想等症状出现（如坚信有人想要陷害他等）。身体检查容易找到动脉粥样硬化的特征，除脑血管阻塞之外可能还有周围血管的病变（如走路脚痛、视网膜剥离）。脑卒中患者若存活下来，每年约有 5% 的患者会发生痴呆，5 年内患痴呆的概率约为 25%。

• 遗传性：一般的血管性痴呆与遗传无关，但有一种特殊的遗传性血管性痴呆症称为"伴皮质下梗死和白质脑病的常染色体显性遗传性脑动脉病"（CADASIL），这是一种在成年时发病的罕见常染色体显性遗传疾病。其临床特征主要为反复性皮质下梗死及痴呆，有些患者同时有预兆性偏头痛及精神疾病方面的症状。患者平均第一次脑卒中的年龄为 50 岁左右，当患者有相符合的临床症状及家族史时，可根据脑部磁共振检查、皮肤切片、神经病理切片及基因测试来帮助诊断。

细说
阿尔茨海默病

施青青　孙聪丽

阿尔茨海默病（AD）俗称老年痴呆症，是老年期痴呆的常见类型，也是一种神经退行性脑部疾病。目前全球有近4000万阿尔茨海默病患者，很多众所周知的名人都在晚年被阿尔茨海默病深深困扰，如美国前总统里根、英国政坛"铁娘子"撒切尔夫人和《百年孤独》的作者加西亚·马尔克斯。

虽然这种疾病常见于老年人，但其并非老年人专属。因"老年痴呆症"这一命名使公众对这种疾病产生各种误解，故中华医学会一直反对使用，现在使用的规范名"阿尔茨海默病"是以首次描述该病的德国精神科医师及神经病理学者爱洛伊斯·阿尔茨海默（Alois Alzheimer，1864—1915年）的名字来命名的。

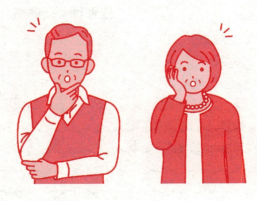

什么是阿尔茨海默病

　　阿尔茨海默病是一种神经退行性疾病，是痴呆症最常见的形式，占所有痴呆病例的 50%～70%。目前该病无法治愈，病因也不明确，但会影响一个人的记忆、语言能力，甚至是基本的思维过程。最终，连吞咽这样的基本动作都会受到影响，整个过程可能伴有人格改变。阿尔茨海默病会破坏大脑 1000 亿个神经元中的一部分，并使大脑萎缩，一般病程持续进展，病程通常为 5～10 年。

　　1907 年，德国精神科医师及神经病理学者爱洛伊斯·阿尔茨海默发现一位已故患者的脑物质中出现了意想不到的变化。这名患者在去世前就表现出了许多目前公认的阿尔茨海默病的症状，如失忆、说话困难和难以理解他人。阿尔茨海默医生在她死后检查她的大脑时发现，患者的大脑萎缩了，脑细胞中出现了脂肪沉积。

　　阿尔茨海默病通常与年老有关，通常在 65 岁之前就会发病。早发型阿尔茨海默病又称年轻型阿尔茨海默病，通常发生于 30 岁的年轻人身上。这种不寻常的疾病可能有很强的遗传性。阿尔茨海默病并非老年人专属，使用"老年痴呆症"这一术语可能会造成歧视，使患者及家人心理压力增加，甚至导致一部分人不愿意就医。

阿尔茨海默病的现状

　　阿尔茨海默病是一种隐袭起病、呈渐进式进展的疾病，影响了全球成千上万老年人的生活。在我国，阿尔茨海默病是导致老年人残疾的主要因素之一，其患者死亡率显著高于普通人群。WHO 发布的《2021 年世界卫生统计报告》显示，阿尔茨海默病及其他形式的痴呆症在全球十大死因中排名第八。国际阿尔茨海默病协会（ADI）发布的《2018 年世界阿尔茨海默病报告》中也指出，目前全球约有 5000 万痴呆患者，到 2050 年，患者人数可能会达到 1.52 亿。

　　近年来，我国老龄化程度加剧。根据国家统计局发布的数

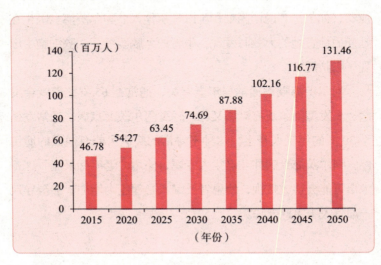

2015—2050 年全球痴呆患者人数（预计）

据，截至 2019 年末，我国 65 岁及以上人口数量已达到 1.76 亿，占总人口比重达到 12.6%。按照联合国的标准（7%），我国早已步入老龄化社会。阿尔茨海默病的发病率与年龄高度相关，目前在我国 65 岁以上老年人群中的发病率约为 3.21%，预计有超过 700 万患者，且其发病率随年龄增长而上升，80 岁以上人群达 30% 左右。痴呆症已成为我国不可忽视的公共卫生问题之一。

目前国内学界有较多关于阿尔茨海默病发病率的研究，有学者对 2007—2014 年发表的相关文献做了梳理，其发病率有一个共同趋势，即随年龄的增加而上升，尤其 80 岁以上人群的发病率更是显著高于其他年龄段。

从性别看，女性整体发病率高于男性。造成这样差异的原

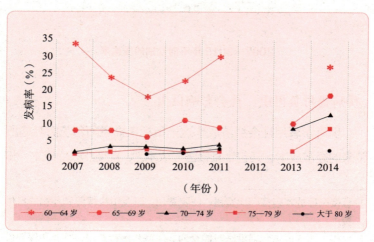

2007—2014 年各年龄段发病率

因可能是因为男性体内的睾酮远高于女性，而睾酮水平与老年男性及老年女性的认知功能呈正相关，即睾酮水平越高，认知功能越正常。女性中较多的雌激素水平则与认知水平不相关或呈负相关。

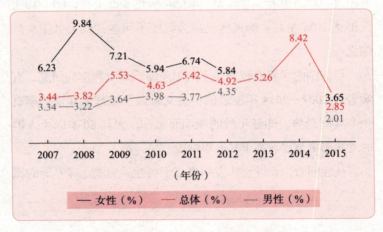

2007—2015 年不同性别的发病率

疾病费用负担重，社会影响巨大

现有学者用社会经济成本这一指标来描述阿尔茨海默病所带来的经济成本，其包含直接医疗成本①、直接非医疗成本②和

---

① 直接医疗成本包括门诊费用、住院费用，以及卫生保健和药物的自付费用。

② 直接非医疗成本包括就医时的交通、住宿和伙食费用，营养和保健设备费用，以及在养老院、护理机构或家中的正式护理费用。

间接成本 ①。研究表明，2015 年我国单一患者的平均年度社会经济成本为 119 269.36 元，全国年度总成本为 10 450.2 亿元，其中直接医疗成本 3397.22 亿元，直接非医疗成本为 1632.26 亿元，间接成本 5420.72 亿元。

不仅我国如此，几乎在所有发达国家，该病的间接成本都超过了总成本的 50%。另外，该项研究预测，到 2030 年，阿尔茨海默病的全国年度总成本将超过 31 600 亿元，到 2050 年将达到 117 700 亿元。

令人担忧的是，绝大部分阿尔茨海默病患者就诊不及时或根本不到医院诊治，生活质量低下。有调查显示，我国轻度痴呆患者的就诊率为 14%，中度痴呆患者的就诊率为 25%，重度痴呆患者的就诊率为 34%。47% 的痴呆症老人照料者认为，患者的状况是自然衰老的结果。

众所周知，美国前总统里根因患阿尔茨海默病而死亡。然而你或许并不知道，随着人均寿命的不断增长，预计 1 对夫妻所需赡养的 4 位 80 岁以上老人中，可能就有 1 位是阿尔茨海默病患者。国际阿尔茨海默病协会（ADI）中国委员会副主席、首都医科大学宣武医院研究员盛树力曾表示，此病集身体、精神、神经及社会于一身的特点，会给患者及家属带来巨大的痛苦。在我国，有关阿尔茨海默病的基础性研究十分薄弱，引发

---

① 间接成本包括因患者无法工作造成的金钱损失、非正式护理人员的收入减少，以及无形成本。

出的相关问题十分令人担忧。

用药仅能 "治标不治本"，更需重视长期护理

当前，阿尔茨海默病的病因和发病机制尚未完全明确，临床中尚没有一种特别有效的治疗药物。全球范围内成功获批用于治疗阿尔茨海默病的药物主要有胆碱酯酶抑制药（ChEI）和谷氨酸受体拮抗药两类。1993 年获批的胆碱酯酶抑制药他克林是最早获批上市用于治疗阿尔茨海默病的药物，但因其肝脏毒性反应太大，该药现已退市。其他用于治疗阿尔茨海默病的药物主要有多奈哌齐、卡巴拉汀、加兰他敏和美金刚。虽然市场上药物总体数量并不算稀少，但对于阿尔茨海默病患者，目前只有对症治疗药物，而无针对疾病本身的治疗药物。

近年来，国家卫健委办公厅组织专家对阿尔茨海默诊疗相关内容进行梳理，完成了《阿尔茨海默诊疗规范（2020 年版）》。该诊疗规范指出，对于阿尔茨海默病的治疗，药物虽然不能逆转疾病的发生，但可以延缓疾病的进程，应该尽可能长期治疗，并重视对该病的护理。

目前，我国大多数阿尔茨海默病患者都由其家属或监护人居家护理，一个重要原因是多数社区尚未建立适用于阿尔茨海默患者的配套服务设施，无法满足患者群体长期护理的需求。对于阿尔茨海默病患者的长期护理，不少发达国家已形成完善的社会体系，其经验可供我们借鉴参考。

- **瑞典模式**：设有专门的护理研究中心，护理方式可由医生、护士、家属共同商讨，方式有研究中心护理、家庭访问护理。

- **美国模式**：包括多样化护理，有居家护理、养老院或机构护理、扶助照料型居住护理。

- **日本模式**：不仅关注生理方面的护理，还关注心理方面的护理。同时对患者进行个性化测评，帮助患者提高自我管理能力。

- **澳大利亚模式**：针对患者的病情严重程度进行划分，分为四个阶段，并提出了由特定的护理计划照护者、临床专家、家属和服务提供者组成的特别工作组进行护理。

世界阿尔茨海默病日与中华老年痴呆防治日

1994 年，国际阿尔茨海默病协会（ADI）在英国爱丁堡第十次会议上将每年的 9 月 21 日确定为"世界阿尔茨海默病日"，也有人将其称为"世界老年痴呆日"。全世界的许多国家和地区在每年的 9 月 21 日都会举办宣传活动，让全社会都懂得阿尔茨海默病的预防是非常重要的，应当引起足够的重视。

为了更好地普及宣传阿尔茨海默病的基本知识，传播科学的生活方式，使"关爱健康、防治痴呆"的理念更加深入人心，2007 年中国老年保健协会阿尔茨海默病分会（ADC）根据中国科协普发综字〔2007〕28 号文件精神，将每年的 9 月 17 日确定为我国的"中华老年痴呆防治日"。

时　　间	宣传活动主题
2001 年 9 月 21 日	诊断痴呆：有效帮助的第一步
2002 年 9 月 21 日	衰老还是疾病，正确认识老年痴呆
2003 年 9 月 21 日	携手互助，直面老年性痴呆
2004 年 9 月 21 日	关注痴呆，刻不容缓
2005 年 9 月 21 日	行动改变未来
2006 年 9 月 21 日	关爱健康、防治痴呆
2007 年 9 月 21 日	"正确认识老年痴呆症" "关爱老年人、防治痴呆病"
2008 年 9 月 21 日	医患互助，默契配合
2009 年 9 月 21 日	诊断痴呆，早行动早受益
2010 年 9 月 21 日	痴呆，是时候行动了
2011 年 9 月 21 日	认识痴呆，不懈努力
2012 年 9 月 21 日	防治痴呆，你我同行
2013 年 9 月 21 日	防治痴呆，关爱相伴
2014 年 9 月 21 日	减少风险，预防痴呆
2015 年 9 月 21 日	记忆与爱同行

（续）

时　间	宣传活动主题
2016 年 9 月 21 日	关注记忆，关爱老人
2017 年 9 月 21 日	记得我爱你
2018 年 9 月 21 日	记忆 3 秒钟
2019 年 9 月 21 日	积极预防干预，守护爱的记忆
2020 年 9 月 21 日	从容面对，不再回避
2021 年 9 月 21 日	知己知彼，早诊早智
2022 年 9 月 21 日	知彼知己，早防早智——携手向未来
2023 年 9 月 21 日	立防立治，无问早晚

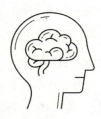

阿尔茨海默病的病因与发病机制

阿尔茨海默病的病因至今仍不清楚，目前有多种学说，一般认为与遗传和环境因素有关。

遗传因素

阿尔茨海默病与遗传有关是比较肯定的。绝大多数的流行病学研究都提示，痴呆家族史是阿尔茨海默病的危险因素。调查发现，阿尔茨海默病患者的一级亲属有较高患病风险。家族性阿尔茨海默病为常染色体显性遗传，为多基因遗传病，具有遗传异质性，迄今为止发现与阿尔茨海默病相关的染色体有1号、14号、19号、21号染色体，染色体上的基因突变可以引起阿尔茨海默病或改变阿尔茨海默病的易感性，如淀粉样前体蛋白（APP）、早老素1（Presenilin 1，Ps_1）、早老素2（Presenilin 2，Ps_2）、载脂蛋白Eε-4（ApoE4）等。

增加患病风险的因素

增加患病风险的因素包括环境因素、受教育水平低下、脑外伤等。曾经作为阿尔茨海默病危险因素研究的化学物质有重金属盐、有机溶剂、杀虫剂和药品等。铝的作用一直备受关注，因为动物实验显示，铝盐对学习和记忆有影响。有实验结果提示，铝可导致神经生化改变；流行病学研究提示，痴呆的患病率与饮水中的铝含量有关。

低教育水平与痴呆的患病率增高相关的报道越来越多。低教育水平与阿尔茨海默病的病因联系仍不太清楚，最可能的解释是早年的教育训练促进了皮质突触的发育，使突触数量增加和"脑储备"增加，因而推迟了痴呆的诊断时间。

脑外伤作为阿尔茨海默病的危险因素已有较多报道，特别是最近的一项严重脑外伤随访的研究报道，更加引起了人们的兴趣。临床和流行病学研究提示，严重脑外伤可能是某些阿尔茨海默病的病因之一。

神经递质系统功能障碍

阿尔茨海默病患者的脑内存在广泛的神经递质水平下降，可累及乙酰胆碱系统、氨基酸系统、单胺系统、神经肽系统等，这些递质系统与学习和记忆密切相关。神经递质系统功能障碍包括神经递质减少和递质受体减少，目前最为明确的是乙酰胆碱（ACh）和谷氨酸（Glu）的减少。由这一病因学说获得的多种治疗策略，如胆碱酯酶抑制药，经临床试验证实对阿尔茨海默病的治疗具有长期稳定的疗效。

其他影响因素

阿尔茨海默病可能还与炎症反应、神经毒性损伤、氧化应激、自由基损伤、血小板活化、雌激素水平低下和免疫功能缺陷等相关。然而，以上任意一种学说都不能完全解释阿尔茨海默病所有的临床表现，表明阿尔茨海默病是由多种原因引起的。

阿尔茨海默病的发生

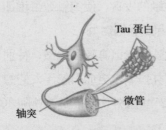

Tau 蛋白

微管

轴突

不溶性 Tau 蛋白会导致神经纤维缠结，
与认知功能损坏密切相关

正常神经元

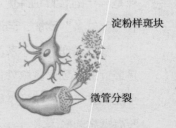

淀粉样斑块

微管分裂

淀粉样斑块对神经细胞具有直接
毒性作用，可破坏神经递质传递

病变神经元

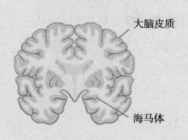

大脑皮质

海马体

正常人的大脑

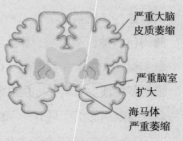

严重大脑
皮质萎缩

严重脑室
扩大

海马体
严重萎缩

病理改变可见大脑皮质弥漫性萎
缩、沟回增宽、脑室扩大

阿尔茨海默病患者的大脑

阿尔茨海默病的临床表现

此病起病隐匿，主要表现为持续进行性的认知功能衰退且无缓解。其临床表现包括认知损害症状、非认知性神经精神症状及社会生活功能减退三个方面。其中，社会生活功能减退是认知损害和非认知性神经精神症状的后果，主要表现为学习能力、工作能力和生活自理能力下降。

认知功能损害症状

- 记忆障碍：记忆障碍是诊断痴呆的必备条件。记忆过程包括识记、储存、回忆和再生。对记忆材料的识记通常需3～5秒的时间。记忆很容易受注意力、感知能力、情感、疲劳和觉醒程度等因素影响。记忆的储存是在不知不觉中进行的，主观努力可以促进记忆的储存。记忆的储存涉及既往记忆材料分析、比较和综合等复杂过程。回忆是将先前储存的记忆材料唤醒到意识中的过程。回忆障碍通常伴有储存障碍。再生是指将回忆的记忆材料应用于其他认知活动中，如思维、语言及书写等。

- 语言障碍：尽管痴呆程度较轻的患者也存在明显的记忆障碍，但一般性的社会交往性语言能力相对保持。当深入交谈后就会发现患者的语言功能损害，主要表现为语言内容空洞、重复和累赘。语言功能损害包括三个方面，即找词能力、句法知识和论说能力。

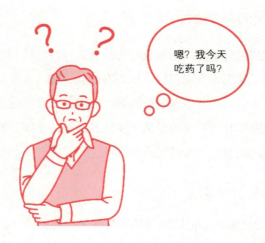

　　询问患者物品的名字（即命名测验）可以反映找词能力。患者可能以物品的用途指代名字。语言词汇在语句中的相互关系及排列次序与句法知识有关。句法知识一般不容易受损，若有损害，说明痴呆程度较重。痴呆程度较轻时，患者的语言和写作的句法可能会比较简单。论说能力是指将要说的句子进行有机组合。痴呆患者论说能力的损害通常比较明显，他们可能过多地使用代词，而且指代关系不明确，交谈时语言重复较多。除上述表达性语言损害外，痴呆患者通常还有对语言的理解存在困难，包括对词汇、语句的理解，此时称为皮质性失语症。

　　• 视觉空间感知障碍：指非优势侧大脑半球的额顶叶损害所致的认知功能损害，表现为对空间结构的辨别障碍。有许多简单的神经心理测验可反映视觉空间感知障碍，如画钟测验、MMSE 中的描图测验等。

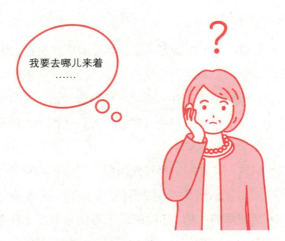

- **失认症**：指在大脑皮质水平难以识别或辨别各种感官的刺激。这种识别困难不是由外周感觉器官的损害（如视力减退）导致的。失认症分为视觉失认、听觉失认和躯体感觉失认。

- **失用症**：指感觉、肌力和协调性运动正常，但不能进行有目的性的运动，分为观念性失用症、观念运动性失用症和运动性失用症。

- **执行功能障碍**：这是痴呆的常见表现，与额叶或皮质下通路功能障碍相关。执行功能包括动机、抽象思维、复杂行为的计划和组织等高级认知功能。执行功能障碍表现为日常工作和学习能力下降，组织、计划和管理能力减退。分析事物的异同、连续减法、词汇流畅性测验和连线测验等神经心理测验可反映执行功能的受损情况。

非认知性精神症状

- **妄想**：痴呆患者容易忘记物品的放置位置，因此常会认为物品被窃或被藏匿，这是最常见的妄想。严重时，患者还会确信有人入室偷窃，并倾听或与偷窃者对话。痴呆患者的妄想往往不系统、结构不严密，时有时无，故按传统精神病学的妄想分类常有一定困难。

- **幻觉**：各种幻觉都可能出现，但以视幻觉多见。常见的视幻觉是看见偷窃者或入侵者，看见死去的亲人等。

- **情感障碍**：约 1/3 的痴呆患者伴有抑郁。在痴呆的早期可能主要是反应性抑郁。抑郁可分为抑郁症状和抑郁发作。尽管痴呆患者抑郁症状比较常见，但真正符合抑郁发作标准的患者很少，尤其是中度和重度痴呆患者。轻度痴呆时，患者出现焦虑比较常见，可能是患者担心自己的工作能力和生活能力，还可能是担心自己的钱财、生命等。血管性痴呆患者可出现情绪不稳、失禁和激惹等情感障碍。痴呆较重时，情感平淡或淡漠日趋明显。

- **攻击行为**：包括语言攻击和身体攻击两类。痴呆患者最常见的攻击行为是抗拒为其料理生活，如洗澡、穿衣等。常见的躯体攻击行为有咬、抓、踢等。虽然痴呆患者可出现多种攻击行为，但造成严重伤害的事件极少见。

- **活动异常**：因痴呆患者认知功能下降，可出现多种无目的或重复的活动，如反复搬移物品，反复收拾衣物，将贵重物品收藏在不适当的地方。

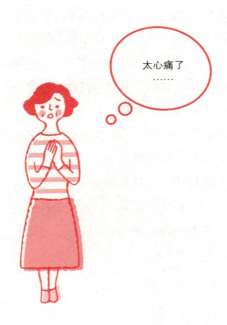

●**饮食障碍**：主要表现为饮食减少、体重减轻。约 **50%** 的痴呆住院患者存在营养不良。也有一些患者饮食不知饱足，饮食过多，导致体重增加。还有极少数患者出现嗜异食的情况，会吃一些通常不吃的东西。**Kluver-Bucy** 综合征[①] 也常见于额颞叶痴呆患者。

---

① Kluver–Bucy 综合征是由双侧颞叶病变引起的一种罕见的神经精神障碍性疾病，其特征是视觉失认、口部探索、饮食习惯改变、对视觉刺激过度注意、平静淡漠、性欲增强等，此外还会伴有失语、遗忘、痴呆和癫痫。

● **生物节律改变**：正常老年人睡眠时间减少，慢波睡眠减少，白天疲劳。在痴呆患者中，这些变化特别明显，表现为晚上觉醒次数增加。随着痴呆病程的进展，快速眼动睡眠减少，白天睡眠增加，最后睡眠节律完全打乱。患者的行为异常在傍晚时更明显，也称日落综合征。

● **性功能障碍**：男性痴呆患者常有性功能减退。患者偶尔可有不适当的性行为和性攻击。

● **其他行为障碍**：少数患者有尖叫、扯衣服等怪异行为。怪异行为有时与患者的病前职业或业余爱好有关。这些怪异行为很难归入上述的行为异常之中。

早期筛查与认知评估篇

施青青　姚红庆

痴呆的重要概念与认知评估

　　2013 年，美国精神病学会（APA）在《精神障碍诊断与统计手册（第 5 版）》（DSM-5）中将痴呆的诊断类别定为"神经认知障碍"（NCD）。研究指出，年龄增加、大脑血管病变、头部外伤等，导致大脑的结构改变，是造成患者认知功能减退的主要原因。若退化明显并造成当事人日常生活的问题，就会发生痴呆。

诊断过程

　　最常见的痴呆当属随年龄增加、大脑功能老化造成的退化性痴呆，其病程呈缓慢、持续进行性变化。影像学的检查，如大脑的 CT 或 MRI 检查，对痴呆的诊断非常重要。长期追踪研究指出，在痴呆患者被诊断的 10～20 年前，大脑的结构往往就开始出现相关变化了。只是当时大脑结构的变化并没有马上导致患者出现认知功能改变，也没有造成日常生活功能退化。所以说，大脑影像学的检查异常与痴呆的诊断并不是呈单纯的正相关。目前认知功能评估仍是痴呆诊断过程中非常重要的参考依据。

分类

　　根据 DSM-5 的诊断类别，将认知障碍分成两类，即认知障碍症（major NCD）与轻型认知障碍症（mild NCD）。认知障碍的概念几乎与过去的痴呆诊断相似，当事人的基本日常生活能力（ADL）或是工具性日常生活能力（IADL）受到影响，是确定诊断的重要依据。现在的认知障碍定义与过去痴呆的主要差异有：①包含了不一定是记忆力减退的其他认知功能缺损；②适用的年龄范围更广，不再只是用在老年人群；③新增加的轻型认知障碍症则是过去轻微认知障碍（MCI）所涵盖的范围，这表明 DSM-5 更强调疾病从极轻微发生，然后逐渐退化的病程变化。

由于目前对痴呆仍没有可以治愈的特效药，且痴呆的病情会随着时间逐渐加重，为提高痴呆患者的生活质量并减轻照护者的负担，早期发现、早期诊断、早期治疗仍是最佳医疗选择。

除要了解最新的诊断观念之外，我们还应掌握如何正确使用评估工具来评估老年人的认知功能状况、掌握影响评估表现的各种可能因素，使评估结果能够真实反映出受试者目前的认知功能，并正确判断受试者日常生活功能的受影响程度。更重要的是，即使在认知退化还很轻微时，我们就能够借助适当的评估工具，准确评估老年人的认知功能，掌握可能的变化，为之后专业人员的诊断、医疗与照护提供参考。

影响早期认知筛查及评估工具选择的因素

影响早期认知筛查的因素

在早期认知筛查过程中，这些因素也会影响评估表现，造成认知评估与诊断的困难。

• **老化的影响**：如何区分正常老化与痴呆，就是一大挑战。认知评估所要呈现的是受试者目前的认知功能状况，并根据目前认知状况对受试者日常生活造成的限制程度来作为痴呆诊断的依据。除正确的认知评估外，通过家属提供受试者目前的日常生活能力，了解可能的变化、受试者过去与现在功能的比较，参考同年龄人群认知与生活功能程度等，都是痴呆诊断时非常重要的依据。尤其在老化的过程中，痴呆初期的变化很轻微、不易被察觉，有时候甚至会被家属忽略，认为人老了就是这样，导致患者没有被及早发现和及时送医。

• **生理、心理、环境等干扰因素**：受试者的生理状况、心理状态、评估时的物理环境等许多因素，都会影响一个人的认知表现，尤其是年纪大时有重听、视力退化、动作不顺畅，或者患有慢性疾病，如高血压、糖尿病等，生理的状况大不如前，导致个人情绪不佳、没有食欲、对周围事物没有兴趣、失眠，甚至出现抑郁的情况，这些都会影响个人的认知功能。在正常的老化过程中，个人的专注力与反应速度也会减退，当评估环境有干扰时，特别容易导致年长者无法专注、容易分心，进而导致评估时表现欠佳。也有许多年长者，对前往医院检查有抗拒、害怕、恐惧的心理，或者本身就是较内向的个性，身处在陌生的环境中会感到不安，也会影响评估的表现。

• **谵妄或其他脑部病变的问题**：年长者由于生理或药物问题，可能有急性认知功能混乱的情况，如谵妄（delirium），不建议在这个时候进行痴呆认知评估，因为随着谵妄的症状被控制和改善，认知功能也会有很明显的进步。谵妄症状的过程与痴呆缓慢、持续退化的进行过程大不相同，在进行疾病史了解时，基本上是可以清楚区分出来的。当然，存在其他的脑部病变，如脑血管栓塞、脑炎、正常压力性脑积水等，同样会导致受试者的认知功能退化。临床上会安排相关的评估与检查，如 CT、MRI、脑电图、血液检查、脑脊髓液检查等，借此协助确定可能导致认知功能改变的致病机制。

影响认知评估工具选择的因素

由于痴呆认知评估的受试对象是老年人，根据年长者的体力、耐力、专注持续力，选择适当的评估工具，在合理的时间内完成评估是必要的。除非是参与相关研究计划，一般痴呆的认知评估，受试者参与测试的部分尽可能不要超过 1 小时，避免老年人因测试时间过久而感到筋疲力尽、昏头昏脑、不耐烦、专注力缺乏，进而导致评估结果受影响。评估过程中，主试者要适当掌握时间，不要拖延太久，尤其是等待受试者答复时，时间长短的掌控是非常重要的。痴呆认知测试中的问题都是很简单的，并不需要冗长思考与复杂运算，因此不用花太久时间等待受试者答复。

• 用受试者熟悉的语言来进行测试：痴呆的认知评估是基本能力的评价，测试时要使用受试者最熟悉的语言，以便测出其目前最佳的状况，作为退化评估的依据。考虑老年人群的语言习惯，国内常用认知功能的测验都可以用普通话进行。由于认知功能评估的结果，对受试者的权益（如药物申请、身心障碍严重度鉴定）有所影响，若主试者有语言上的限制或因为受试者口音太重，可以请家属协助转达，避免语言限制影响受试者的评估表现。

● **面对受试者易紧张、不好意思、害怕答错时的应对策略**：有些年长者比较容易害羞或紧张，可能自觉自己存在认知退化而害怕答错，对测试的问题一直回答"我不知道""我想不起来了""我忘记了"。此时主试者要有耐心，并以沉稳的态度与受试者互动，在评估过程中给予受试者适时的鼓励和肯定，让受试者不会太担心答案的对错，并能够尽量把想到的答

案说出来。若受试者仍一再表示"我不知道"，避讳不答，主试者可以进一步引导，让受试者对可能的答案做出选择，比如问"现在是上午、中午、下午，还是晚上？"一类的问题。

认知评估分数的统计意义

DSM-5 对客观认知测验分数提出了统计上的判断参考标准，轻型认知障碍症界定为评估得分小于平均数的 1～2 个标准偏差（SD）；认知障碍症则界定为评估得分小于或等于平均数的 2 个标准偏差（SD）。

目前，临床实践中对认知障碍的诊断仍强调需要有客观（认知功能评估）与主观（受试者主观抱怨、家属的报告或临床工作者的主观判断）两个部分资料作为依据。统计学上以"小于平均数多少个标准偏差"的概念是人为决定的，并不是一个绝对的标准。尤其是对原本认知功能就很高（受过高等教育人群）或是原本认知功能就比较低（受教育程度低的人群）的受试者，统计学上的分数数据也必须参考主观数据才能做出最好的诊断。比如，有些年长者虽然测验的分数不错（还没有低于平均数 1 个标准偏差），但根据受试者家属的报告，与当事人过去日常生活功能的表现已有明显差异，认知障碍的诊断仍会被考虑。评估的分数无法反映出分数正常的原因，可能是采用的认知评估工具并没有测试到受试者认知功能有变化的部分，因为每一种测试在设计上都有其局限性。相反，也有受试者测验分数很差（低于 2 个标准偏差甚至更多），但其日常生活动功能仍没有问题，其诊断可能是轻型认知障碍症或也可能是正常。

痴呆早期筛查的认知评估工具

简易智能精神状态检查量表

简易智能精神状态检查量表（MMSE）使用非常方便，是用于评估老年人认知功能与痴呆研究的常用评估工具。MMSE针对时间与地点定向能力、即刻记忆与短期记忆、注意力与计算能力、语言（包括读、写、命名）理解和执行能力、视觉绘图能力等，共有 11 个问题，测试需 5～10 分钟，得分范围为 0～30 分，分数越高表示认知功能越好。通常情况下，教育程度越高，MMSE 得分越高；随年龄的增加，MMSE 得分越来越低。由于 MMSE 的设计是对基本认知功能的评估，其题目的难度不高，对受过高等教育的人群或能力较好的受试者，得分易偏高，不容易反映出问题，造成诊断上的困难。有研究建议，以 MMSE 得分 23/24 分作为区分"认知缺损者"与"正常者"的界定标准（cutoff score），但也有研究指出，MMSE 得分容易受教育程度及年龄的影响，目前全世界仍没有一致公认的标准。

MMSE 可用于评估认知退化，但临床上不能只根据 MMSE 得分判断受试者是否患有痴呆，而必须根据 DSM-5 或

ICD 诊断准则来进行诊断。MMSE 受题目设计与涵盖认知范围的限制，只是一种经过多年使用的经验积累，以 MMSE 作为痴呆早期筛检与病程长期追踪的标准来使用并不是很恰当，主要是由于：① MMSE 的题目简单；② 短期记忆（STM）得分范围只有 0~3 分；③ 评估时通常只以总分为主，较少关注各项目的得分。

对于受教育程度高或原本认知功能较好的人群，在评估痴呆早期的认知退化时，MMSE 不易反映出问题，因此较难发挥早期发现、早期诊断、早期治疗的作用。

认知功能筛检测试

认知功能筛检测试（CASI）主要针对老年人认知功能进行评估及追踪，是痴呆临床诊断与研究常用的评估工具。

CASI 有 20 个项目，测试需 20~30 分钟，总分 100 分，得分越高表示认知功能越好。CASI 除可以得到 9 个认知维度（cognitive domain）和总分外，还可推测出 MMSE 的分数。为了避免 MMSE 因欠缺明确的测试指导语及标准化的测试方式而影响测试结果，CASI 配有测试指导手册，明确列出了测试的操作方式、指导语与计分方式，以减少测试过程中的错误。

相较于采用 MMSE 对痴呆患者进行早期筛检时的局限性，CASI 针对痴呆患者病程初期最容易出现的异常短期记忆（STM）与时空定向力（ORIEN）的测试进行了改进，将这两个认知维度的分数范围扩大，以便在有痴呆严重程度改变时，开展长期追踪以获得较好的变化指标。有研究将 475 名阿尔茨海默病患者与 475 名正常人进行配对比较，两者受教育时间差距不超过 1 年（±1）、年龄差距不超过 2 岁（±2），分析不同退化程度的患者在 CASI 总分与各个认知维度上与正常者得分的差距，经过统计 Z 分数的转换后发现，随着痴呆严重程度的增加，在 CASI 总分与各个认知维度的得分差距呈现了减退差距增大的情况，但在 STM 的维度上，患者发展到中度痴呆（CDR = 2）时，STM 退化已经很明显，得分几乎为 0；因此在测试重度痴呆（CDR = 3）患者时，STM 的分数已无法继续减少，无法呈现出重度与中度痴呆患者之间更大的减退差距。

在临床实践中，当受试者被怀疑有智力退化时，在 CASI 评估中，ORIEN 与 STM 两个认知维度是最敏感的指标，因为在轻度痴呆（CDR = 1）患者中，ORIEN 与 STM 分数减低最明显，这两项是痴呆初期阶段受试者最容易出现障碍的认知领域，因此可以作为痴呆的早期筛查使用。换句话说，当一个老年人担心自己智力退化，怀疑患有痴呆时，认知功能评估一定要包括 ORIEN 和 STM 这两项测试，但如果要对痴呆患者退化的严重程度做判定时，长期记忆（LTM）应该是重点评估的指标。因此，在临床实践中，患者如果对很熟悉事物或个人生活经历（如家里的住址、电话、工作史、教育史、家庭结构、家人等信息）都出现了遗忘或错误记忆，则可作为痴呆退化程度严重的指标。

记忆测试

在老年认知退化与痴呆的认知评估测试中，一定要包含记忆力的测试题目。在神经心理领域有关记忆力的评估，主要可以分成语言（verbal）和非语言（non-verbal）记忆功能的评估。

● 语言记忆测试：语言记忆测试常见的测验模式，在学习部分（learning）是由主试者念出一些东西或是名词（有些测试用 8 个，也有用 10 个、12 个、15 个的），测试受试者听完之后可以回想记得几个（不需要按照原本的顺序呈现）。这个步骤会重复几次，让受试者有机会学习所要记住的东西或名词，然后会有一个固定的时间间隔（15 分钟、20 分钟或 25 分钟）。之后进入记忆部分（recall），请受试者回忆稍早学习过几次

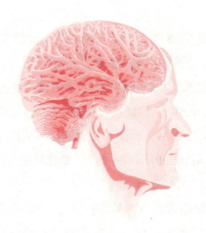

的东西或名词（不必按照原本的顺序呈现），受试者自由回忆（free recall）。对于受试者无法回忆出的项目，主试者可以提供固定的线索来协助受试者回忆（cued recall），然后再进入辨识部分（recognition），主试者把原本所要记忆的项目，再加上相同数目的新项目，混在一起后念给受试者听，并请受试者听完每一个项目之后，说出这一个项目是否是有学习过。如果有刚才学习过几次的项目，就说"是"；如果没有刚才学习过的（新加入的项目），就说"不是"。具体流程为学习部分→记忆部分→辨识部分。

选择性提醒记忆测试（SRT）也是一种语言记忆测试，它与先前介绍的测试模式有一点不同。在学习部分，主试者除了第一次说出所有项目，之后每次只说出受试者前一次回忆没有说出的项目（选择性提醒），但受试者每次仍需回忆所有学习过的项目。

• 非语言记忆测试：非语言记忆测试会请受试者先抄绘（copy）一个复杂图形，完成后把图形移开后，请受试者回忆刚刚抄绘过的图形，根据记忆中的样子把图形画出来（立即回忆，immediate recall），然后在一个固定的时间间隔（15分钟、20分钟或25分钟）后，再请受试者回忆早先画过的图形（延迟回忆，delayed recall），再画一次。具体流程为抄绘→立即回忆→延迟回忆。

在痴呆的早期筛查中，考虑老年人认知功能障碍初期较易出现的情况，采用的评估工具要包含定向能力与短期记忆力的认知功能领域。虽然 MMSE 是国内外常用的痴呆评估工具，但因为其测验设计与题目上的局限性，建议在早期筛查时能够使用 CASI 和类似 SRT 的记忆力测试作为认知功能的评估工具。在退化性痴呆早期阶段出现的认知功能情况往往较轻微，很不容易被察觉到，因此所选择的评估工具要能对轻微变化较敏感，才能够及早发现、及早诊断、及早治疗。当然，根据 DSM-5 在认知障碍评估部分的建议，对于先前认知功能较差的、受教育程度较低的人群，或是对于先前认知功能超好、受教育程度高的人群，应注意避免假阳性（false positive）及假阴性（false negative）的可能，除了有客观的测试评估，还要包含主观性的数据，如受试者主诉、患者家属报告或临床工作者的主观判断，这样才能保证评估结果的准确性。

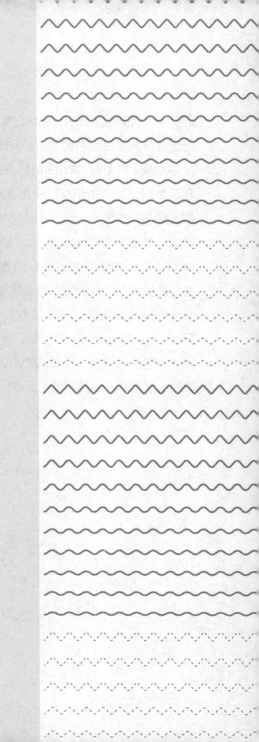

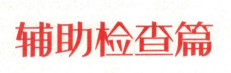

辅助检查篇

胡　钧　陆丽君　孙聪丽

影像学检查

结构性脑成像检查

　　结构性脑成像检查主要包括磁共振成像（MRI）和计算机断层扫描（CT）。MRI 和 CT 能提供两类信息，即解剖结构的大小形状和密度信息，并对这些信息进行定性和定量分析。

功能性脑成像检查

　　功能性脑成像是用放射性标记物来分析大脑糖代谢或脑血流，从而间接反映神经元的活动。目前常用的两种核医学方法是正电子发射断层成像（PET）和单光子发射计算机断层成像（SPECT）。

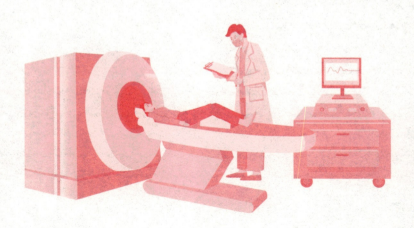

磁共振波谱（MRS）是一种能够测量活体脑内某些化学物质的功能性成像技术。MRS 主要对 ^1H 质子和 ^{15}P 感兴趣。^1H-MRS 可产生一个含肌醇（myoinositol，MI）、N- 乙酰天门冬氨酸（N-acetyl aspartate，NAA）、胆碱复合物（choline-containing compound，Cho）和肌酸（creatine，Cr）的波谱。这些化学物质可提供神经元脱失、细胞膜磷脂和细胞能量代谢的信息。

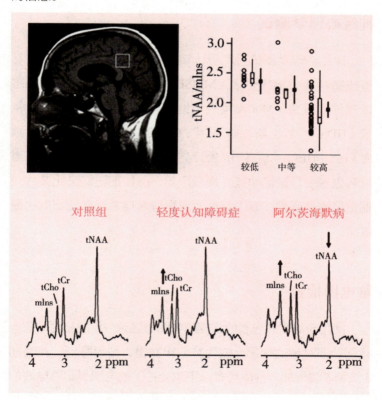

脑脊液检查

通常情况下，阿尔茨海默病患者的脑脊液常规检查一般没有异常，但如果要与慢性或亚急性的脑部炎性疾病鉴别的话，脑脊液检查还是有必要的。脑脊液中 Tau 蛋白和 Aβ 水平显著增高，Aβ-42 清除率下降，可望作为生化诊断指标。

神经心理学测试

神经心理学测试可发现认知功能损害，常用量表有简易智能精神状态检查量表（MMSE，见书末附录）、蒙特利尔认知评估量表（MoCA 量表，见书末附录）、长谷川痴呆量表（HDS）、韦克斯勒成人智力量表（WAIS）、Hachinski 缺血积分（HIS）和临床痴呆评定量表（CDR）。在阿尔茨海默病患者中，记忆功能受损最严重，而短期记忆又比某些长期记忆容易受损。智力测试发现操作智商对阿尔茨海默病最敏感。

脑电图检查

阿尔茨海默病患者的常规脑电图可显示与年龄相关的脑电减弱，即对称性枕部 α 波优势节律减慢，波幅降低，在晚期 θ 波和 δ 波增加。具体可有以下改变：①脑电图显示脑电波的平均频率有轻度减慢；②枕部 α 波节律变慢，α 波与 θ 波的比值降低；③θ 波功率的相对值和绝对值都增加，光反射受损。有研究显示，θ 波功率的相对值是鉴别正常老化与痴呆的敏感指标，而枕叶与额叶 α 波的比值有助于鉴别阿尔茨海默病和血管性痴呆。

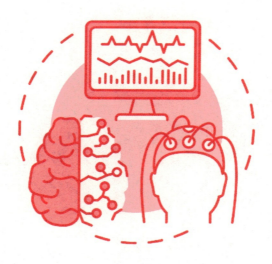

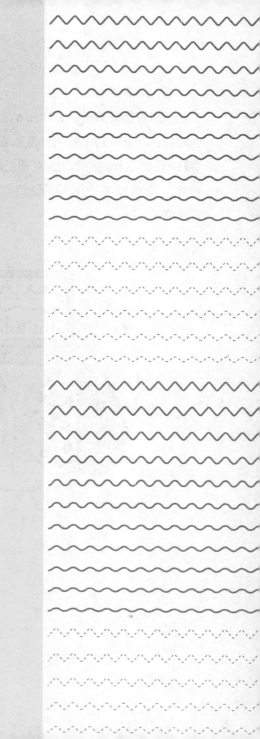

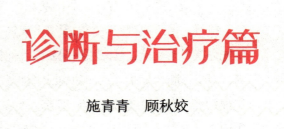

诊断与治疗篇

施青青　顾秋姣

诊断

　　痴呆是一系列综合征，其诊断需要根据病史、一般体格检查及神经系统检查、神经心理评估、实验室和影像学检查结果综合分析。诊断主要分三个步骤进行：①明确是否为痴呆；②明确痴呆的病因；③明确痴呆的严重程度。

确立痴呆诊断

　　对于既往智能正常，之后出现获得性认知功能下降（记忆、执行、语言或视空间能力损害）或精神行为异常，影响工作能力或日常生活，且无法用谵妄或其他精神疾病来解释的患者，可拟诊断为痴呆。认知功能或精神行为损害可通过病史采集或神经心理评估客观证实，且至少具备以下5项中的2项：①记忆及学习能力受损；②推理、判断及处理复杂任务等执行功能受损；③视空间能力受损；④语言功能受损（听、说、读、写）；⑤人格、行为或举止改变。

　　国际上，较为公认的痴呆诊断标准主要有两个，一是世界卫生组织的《国际疾病分类（第10版）》（ICD-10），二是美国精神病学会的《精神障碍诊断与统计手册（第4版修订版）》（DSM-Ⅳ-R）。

明确痴呆病因

　　引起痴呆的病因很多，不同病因的痴呆治疗效果和预后不同。确诊痴呆后，要结合患者认知障碍起病形式、各认知域和精神行为损害的先后顺序及特征、病程发展特点，以及既往史和体格检查提供的线索，对痴呆的病因做出初步判断，然后选择合适的辅助检查，最终确认痴呆的可能病因，尤其注意识别可治性、可逆性痴呆。神经变性性痴呆多隐匿起病，呈慢性进展性病程；非神经变性性痴呆多急性起病，呈快速进展性病程。

神经变性性痴呆若单纯表现为认知 / 行为异常，则考虑患者是否为阿尔茨海默病（AD）、额颞叶变性（FTLD）、路易体痴呆（DLB）等；若痴呆叠加其他症状，如合并锥体外系症状则考虑是否为帕金森病痴呆（PDD）、路易体痴呆（DLB）、进行性核上性麻痹、皮质基底节综合征等；合并运动神经元病症状则需排除额颞叶痴呆合并肌萎缩侧索硬化（FTD-ALS）。非神经变性性痴呆中，血管性痴呆（VaD）占较大比例；其他引起急性、快速进展性痴呆的病因众多，如感染性、代谢性、中毒性、自身免疫性、肿瘤、外伤等，其中以 Creutzfeldt-Jakob 病、桥本脑病、Wernicke 脑病、边缘叶脑炎等较多见。根据上述痴呆诊断步骤，可确定大多数痴呆患者的病因。

判定痴呆严重程度

根据临床表现、日常能力受损情况或认知评估等判定痴呆的严重程度。临床一般常用日常生活能力量表（ADL）、临床痴呆评定量表（CDR）或总体衰退量表（GDS）进行严重程度的判断。

日常生活能力减退是痴呆的核心症状，对于不能完成神经心理评估者，可根据以下标准判断痴呆的严重程度：①轻度，主要影响近期记忆力，但患者仍能独立生活；②中度，存在较严重的记忆障碍，影响患者的独立生活能力，可伴有括约肌障碍；③重度，存在严重的智能损害，不能自理，完全依赖他人照顾，有明显的括约肌障碍。

阿尔茨海默病的诊断标准

第一个国际公认的阿尔茨海默病诊断标准是 1984 年发表于《神经病学》（ *Neurology* ）的美国国立神经病及语言障碍和卒中研究所 – 阿尔茨海默病及相关疾病协会（NINCDS-ADRDA）诊断标准。2000 年修订更新的 DSM-Ⅳ-R 标准目前也被广泛使用。上述两个标准都包括 3 个方面：①符合痴呆的标准；②痴呆的发生和发展符合阿尔茨海默病的特征，即隐匿起病、缓慢进行性恶化；③需排除其他原因导致的痴呆。

2007 年，国际工作组（IWG）在《柳叶刀 – 神经病学》（ *The Lancet Neurology* ）发表了 NINCDS-ADRDA 诊断标准的修订版，即 IWG-1 诊断标准。新标准打破了既往阿尔茨海默病排除性诊断模式，首次将生物标志物纳入阿尔茨海默病诊断，并提出阿尔茨海默病是一个连续的过程，强调情景记忆损害是阿尔茨海默病的核心特征。

2011 年，美国国立老化研究所和阿尔茨海默病协会（NIA-AA）发布了阿尔茨海默病诊断标准指南，即 NIA-AA 诊断标准。

NIA-AA 诊断标准进一步强调了阿尔茨海默病过程的连续性，病理生理进程在阿尔茨海默病出现临床症状前 15～20 年就已经开始，并将阿尔茨海默病分为 3 个阶段，即阿尔茨海默病临床前阶段、阿尔茨海默病源性轻度认知障碍和阿尔茨海默病痴呆阶段。将阿尔茨海默病的临床前无症状阶段也纳入了阿尔茨海默病，这就将阿尔茨海默病的诊断时间大大前移了。

2014 年，IWG 发表了 2007 年 IWG-1 诊断标准的修订版，即 IWG-2 标准，首次将阿尔茨海默病生物标志物分为诊断标志物和进展标志物。脑脊液 β 淀粉样蛋白（Aβ）和 Tau 蛋白、淀粉样蛋白正电子发射断层成像（PET）和 阿尔茨海默病致病基因携带为阿尔茨海默病的诊断标志物，而脑结构磁共振成像（MRI）和 2– 氟 –2 脱氧 –D- 葡萄糖（^{18}F-FDG）PET 为阿尔茨海默病的进展标志物。此外，IWG-2 诊断标准还对非典型阿尔茨海默病和混合性阿尔茨海默病的诊断标准做了详细描述。其中，不典型阿尔茨海默病包括后部变异型阿尔茨海默病（后皮质萎缩）、少词变异型阿尔茨海默病（Logopenic 失语）、额部变异型阿尔茨海默病及 Down 综合征变异型阿尔茨海默病。

血管性痴呆的诊断标准

血管性痴呆（VaD）新近更新的标准包括中国痴呆与认知障碍 2011 年标准、美国卒中协会 / 美国心脏协会（ASA/AHA）2011 年标准、美国精神病学会（APA）2013 年标准及血管性行为认知障碍（Vas-Cog）2014 年标准。

上述这些诊断标准基本涵盖了 3 个方面：①符合痴呆的标准；②存在脑血管病变的证据；③痴呆与脑血管病之间存在因果关系。

额颞叶变性的诊断标准

额颞叶变性（FTLD）是以进行性额叶和（或）颞叶萎缩为共同特征的一组疾病，其临床表现和病理学特征均具有明显的异质性。额颞叶变性是一个神经病理诊断，而额颞叶痴呆（FTD）则是与额颞叶变性相关的一组临床综合征，通常包括两大类，即以人格和行为改变为主要特征的行为变异型额颞叶痴呆（bvFTD）和以语言功能隐匿性下降为主要特征的原发性进行性失语（PPA）。原发性进行性失语又可分为进行性非流利性失语（PNFA）和语义性痴呆（SD）。额颞叶痴呆可与帕金森综合征或运动神经元病等神经变性病共存，作为额颞叶痴呆的特殊类型。

• 行为变异型额颞叶痴呆：这是一种以人格、社会行为和认知功能进行性恶化为特征的临床综合征，约占 FTD 的 70%，临床表现为进行性加重的行为异常、人际沟通能力和（或）执行能力下降，伴情感反应缺失、自主神经功能减退等。行为变异型额颞叶痴呆的推荐诊断标准见 2011 年 Rascovsky 等在国际行为变异型额颞叶痴呆诊断联盟（FTDC）基础上修订的诊断标准。

• 进行性非流利性失语：也称非流畅性 / 语法错乱性变异

型原发性进行性失语，其特征是句子的语法结构错误、流畅性受损，而词语理解能力保留。病理表现多为大脑前外侧裂皮质萎缩，以左半球为主。进行性非流利性失语的诊断标准可参照Gorno-Tempini 2011 年标准。

● **语义性痴呆**：也称语义变异型原发性进行性失语，其特征为物体命名和语言理解障碍，而流畅性、复述和语法功能保留。患者言语流畅，但内容空洞，缺乏词汇，伴阅读障碍（可按发音读词，但不能阅读拼写不规则词）和书写障碍。重症和晚期患者视觉信息处理受损（面孔失认和物体失认）或其他非语言功能受损。语义性痴呆诊断标准可参照 Gorno-Tempini 2011 年标准。

路易体痴呆的诊断标准

路易体痴呆（DLB）以波动性认知功能障碍、帕金森综合征和形象生动的视幻觉三主征为临床特点。随着对路易体痴呆认识和研究的深入，路易体痴呆工作组先后于 1999 年和 2005 年对路易体痴呆 1996 年的统一诊断标准进行了修订，并纳入了新的支持路易体痴呆的诊断证据。2005 年修订的路易体痴呆临床诊断标准包括必备特征、核心特征、提示特征、支持特征和不支持特征。快速眼动相（REM）睡眠行为异常（RBD）、对地西泮等神经镇静药物反应敏感、PET 或单光子发射计算机体层摄影（SPECT）显示的基底神经节多巴胺转运蛋白减少被列为路易体痴呆临床诊断的三大提示特征。

与原有诊断标准相比较，增加的诊断内容提高了路易体痴呆诊断的敏感性。此外，2005 年修订的路易体痴呆临床诊断标准还对症状出现的时间与疾病诊断进行了说明，主要用于路易体痴呆和帕金森病痴呆的临床鉴别。在临床工作中，当两者难以区分时，路易体病可用于疾病的诊断。在研究工作中，两者必须加以区分，推荐以痴呆症状与帕金森综合征相隔 1 年出现作为区分路易体痴呆与帕金森病痴呆的时间分界。而在临床病理或临床试验等研究中，两者可不加区分，把路易体痴呆与帕金森病痴呆统称为路易体病或 α- 突触核蛋白病。

帕金森病痴呆的诊断标准

2007 年，运动障碍协会（MDS）制订的帕金森病痴呆（PDD）诊断指南把四个核心认知域（执行力、注意力、视空间、记忆力）放在同等重要的位置，任意两项认知域受损均可诊断为帕金森病痴呆。2011 年，我国的帕金森病痴呆诊断指南由中华医学会神经病学分会帕金森病与运动障碍学组制订，指出诊断标准为在确诊原发性帕金森病的基础上，1 年后隐匿出现缓慢进展的、足以影响日常生活能力的认知障碍。

其他痴呆的诊断标准

• 特发性正常颅压脑积水（iNPH）：这是一种由不明原因脑脊液循环障碍引起的脑积水，是可治性痴呆，其典型表现为步态障碍、认知障碍和尿失禁三联征，影像学上可见非梗阻性

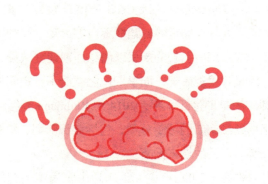

脑室扩大，而脑脊液压力正常。诊断主要依据典型的临床表现和特征性 CT/MRI 改变。特发性正常颅压脑积水诊断标准最早于 2004 年由日本 iNPH 协会提出，并于 2012 年更新。国际 iNPH 诊断标准于 2005 年由 Relkin 等提出。

· 人类免疫缺陷病毒相关认知障碍：1991 年，美国神经病学分会获得性免疫缺陷综合征（AIDS）工作组将人类免疫缺陷病毒（HIV）相关认知障碍分为 HIV 相关的痴呆、轻度认知和运动功能障碍，并提出了相应的诊断标准。2006 年，美国加州大学 San Diego 分校 HIV 神经行为研究中心制订了 HIV 相关神经认知障碍的研究标准，将 HIV 相关认知障碍分为三型，即无症状性神经认知损害、轻度神经认知损害和 HIV 相关的痴呆。2007 年，美国神经病学会 AIDS 工作组重新修订了 HIV 相关神经认知障碍的诊断标准。

· 亨廷顿病：亨廷顿病是一种常染色体显性遗传性疾病，

由 4 号染色体 *Huntingtin* 基因 CAG 三核苷酸异常重复引起，其临床特征为进行性加重的舞蹈样不自主运动、精神异常和痴呆三联征。亨廷顿病引起的痴呆以信息处理速度减慢、启动迟缓、注意缺陷为主要表现，而早期记忆减退不一定明显。为提高亨廷顿病的早期诊断水平，2014 年 Reilmann 等结合基因诊断提出了亨廷顿病新的诊断分类，包括症状前期、前驱期和临床期，以满足不同的临床需要。

• 克 – 雅病（CJD）：克 – 雅病是由朊病毒引起的人类中枢神经系统的感染性、可传播性、退行性疾病，其中散发型约 85%，家族型 15%，变异型＜1%。CJD 常见发病年龄在 55—75 岁，平均病程约 5 个月，85% 的患者 1 年内死亡。CJD 在我国现阶段多为临床诊断，确诊需依靠病理。临床上散发型克 – 雅病（sCJD）可根据中国疾病预防控制中心推荐的诊断标准进行临床诊断：①具有进行性痴呆，临床病程短于 2 年；②常规检查未提示其他诊断；③具备以下 4 种临床表现中的至少 2 种，如肌阵挛、视觉或小脑障碍、锥体 / 锥体外系功能障碍、无运动型缄默症，并且以下辅助检查至少 1 项阳性，如在病程中的任何时期出现的典型的周期性尖慢复合波脑电图改变、脑脊液检查 14–3–3 蛋白阳性、MRI-DWI 像或 FLAIR 像上存在 2 个以上皮质异常高信号（"缎带征"）和（或）尾状核 / 壳核异常高信号。

• 脑外伤相关认知损害：脑外伤是认知损害的重要原因。除广泛脑挫裂伤、弥漫性轴索损伤、慢性硬膜下血肿、继发性脑积水等引起认知损害外，慢性创伤性脑病（CTE）也是引起认知障碍的重要原因。2013 年，Jordan 和 Victoroff 分别提出了慢性创伤性脑病的诊断标准。Jordan 标准主要聚焦于慢性创伤性脑病的神经病理改变，诊断的特异度较高；Victoroff 标准主要依据临床症状和体征出现的频率，虽然敏感度较高，但存在诸多缺陷，如要求外伤后至少 2 年后发病、无临床分型、未推荐辅助检查等。2014 年，Montenigro 等将慢性创伤性脑病的概念扩大为创伤性脑病综合征（TES），并分为 4 个亚型，即行为 / 情绪变异型、认知变异型、混合变异型和创伤性脑病综合征痴呆，还提出了"很可能慢性创伤性脑病"和"可能慢性创伤性脑病"的研究性诊断标准，但因其提出时间较短，临床应用价值尚待验证。

治疗

很遗憾，目前还没有能够治愈痴呆的药物和治疗手段。不过，如果在疾病的早期阶段，尤其是轻度认知障碍（MCI）阶段进行干预，有些药物可以起到一定的延缓和改善作用。

胆碱酯酶抑制药

胆碱酯酶抑制药（ChEI）可增加突触间隙乙酰胆碱含量，是现今治疗阿尔茨海默病最重要的一类药物，主要包括多奈哌齐、卡巴拉汀、加兰他敏和石杉碱甲。多奈哌齐、卡巴拉汀、加兰他敏治疗轻至中度阿尔茨海默病，在改善认知功能、总体印象和日常生活能力中的疗效确切。现有多项研究显示多奈哌齐、卡巴拉汀对中至重度阿尔茨海默病也有疗效。研究证实，尽早使用胆碱酯酶抑制药效果更好，对轻度和中度阿尔茨海默病患者进行多中心研究，发现轻度阿尔茨海默病治疗效果优于中度阿尔茨海默病。有研究证实在阿尔茨海默病治疗中使用胆碱酯酶抑制药治疗 1～5 年，可延缓阿尔茨海默病认知障碍衰退的进程，患者的认知功能和总体功能下降程度减慢，优于安慰剂对照组，且延缓进程的作用与疗程成正比。

胆碱酯酶抑制药除可改善阿尔茨海默病患者认知功能、整体功能和日常功能外，对精神症状也有改善作用。多项随机、安慰剂对照试验证实，多奈哌齐、卡巴拉汀对轻中度、中重度阿尔茨海默病的早期精神行为异常治疗有效。

胆碱酯酶抑制药治疗存在明确的量效关系，剂量增高疗效增加。应用某一胆碱酯酶抑制药治疗无效或因不良反应不能耐受时，可根据患者病情及出现不良反应的程度，调换其他胆碱酯酶抑制药或更换为贴剂进行治疗，治疗过程中严密观察患者可能出现的不良反应。

大多数患者对胆碱酯酶抑制药具有较好耐受性，部分患者可出现腹泻、恶心、呕吐、食欲下降和眩晕等不良反应。多奈哌齐的不良反应以腹泻最常见。卡巴拉汀最常见不良反应为呕吐，最少见不良反应为眩晕。加兰他敏最常见不良反应为食欲下降，最少见不良反应为眩晕。

兴奋性氨基酸受体拮抗药

盐酸美金刚是另一类治疗阿尔茨海默病的一线药物，是美国食品药品管理局（FDA）批准的第一个用于中至重度痴呆治疗的药物。三项大样本、随机、双盲、安慰剂对照试验证实，美金刚（20mg/d）治疗中至重度阿尔茨海默病可改善认知功能、日常生活能力、全面能力及精神行为症状。

美金刚与胆碱酯酶抑制药的作用机制不同，两者在治疗中可联合应用。研究证实，美金刚与胆碱酯酶抑制药合用治疗中至重度阿尔茨海默病，能有效改善患者认知功能及日常生活能力，且与单独使用胆碱酯酶抑制药相比，并不增加不良反应发生率。

少数患者服用美金刚可能出现恶心、眩晕、腹泻和激惹等不良反应。

中药及其他治疗药物

有研究认为，中药含有多种有效成分，具有发挥多种作用靶点的药理特点，符合阿尔茨海默病多因素、多种病理机制的变性病发病特点。有很多临床试验研究了银杏叶提取物（EGb 761）对阿尔茨海默病的治疗作用。临床研究显示，银杏叶提取物（EGb 761）对阿尔茨海默病、多发梗死性痴呆和轻度认知障碍（MCI）治疗有效，可改善患者认知功能、日常生活能力及痴呆相关症状。

两项针对具有神经保护和神经修复功能的脑蛋白水解物（Cerebrolysin）的随机对照试验结果显示，脑蛋白水解物对轻至中度阿尔茨海默病患者认知功能和总体临床印象有显著改善作用。

有研究提示，同样具有神经保护的代谢增强剂奥拉西坦或吡拉西坦，可延缓老年人脑功能衰退和提高信息处理能力。

针对临床医生广泛使用的尼麦角林、尼莫地平、司来吉兰等药物进行的 Meta 分析研究显示，没有足够的循证医学证据证实上述药物对改善阿尔茨海默病临床症状有效，但作为胆碱酯酶抑制药、兴奋性氨基酸受体拮抗药的协同辅助用药，治疗阿尔茨海默病可能有益。近年来，国际上开展了多项针对阿尔茨海默病病因治疗的临床试验，这些临床试验主要是针对 Aβ 的产生、清除及 Tau 蛋白的治疗，但目前仍在研发或临床试验阶段，尚未有新药上市。

痴呆伴发精神症状的治疗

痴呆伴发精神行为症状（BPSD）可以是痴呆患者的早期症状，也可以是疾病发展过程中的伴随症状。及时识别和诊治 BPSD 对准确诊断痴呆亚型、提升痴呆患者疾病管理水平具有重要临床意义。

痴呆伴发精神行为症状的表现具有多样性，结合神经精神症状问卷（NPI）量表要素分析，可将 BPSD 大致分为 4 个症状群：①情感症状，包括抑郁、焦虑、易怒等；②精神病样症状，包括淡漠、幻觉、妄想等；③脱抑制症状，包括欣快、脱抑制等；④活动过度症状，包括易激惹、激惹、行为异常、攻击性等。99%以上的痴呆患者都可能伴发不同的精神行为症状，虽然大部分精神行为症状在任何一种痴呆类型中都不存在特异性，但不同的痴呆涉及不同的病理机制，所以其严重程度和具体的临床表现也各有差异，如幻觉可见于所有类型的痴呆。

• **精神病样症状的治疗**：对有严重精神行为症状的痴呆患者，需要选择抗精神病药治疗。抗精神病药对痴呆患者的精神病样症状，如幻觉、妄想、冲动、攻击行为和激惹症状有可靠疗效，非典型抗精神病药对愤怒、攻击行为、妄想和幻觉有效，锥体外系不良反应小，疗效肯定，被广泛用于痴呆伴发精神行为症状的治疗，但其容易导致体重增加。小剂量的抗精神病药即可较好地控制痴呆的精神行为症状和攻击行为，且低剂量、适当疗程的治疗不会增加脑血管病的发病率和病死率。目前常用的药物有利培酮、奥氮平、喹硫平等。喹硫平对易激惹有效且耐受性良好。奥氮平、利培酮对痴呆伴发精神行为症状的疗效相近，优于喹硫平，但喹硫平的不良反应相对较轻。有多项研究证据支持卡马西平治疗痴呆伴发精神行为症状，尤其是对攻击行为和敌意治疗有效，目前针对痴呆激惹合并妄想症状的一线治疗仍为"单一抗精神病药"，而"抗精神病药和心境稳定剂合用"作为二线治疗。对于只有激惹没有妄想症状的痴呆患者，单一抗精神病药治疗仍为首选，心境稳定剂为二线选择。对抗精神病药过敏或无效的患者可考虑使用卡马西平。

- **抑郁焦虑症状的治疗**：有效抗抑郁治疗能改善患者的认知功能和生活质量。抗抑郁药常用于治疗痴呆患者的抑郁、焦虑症状。传统的三环类抗抑郁药、四环类抗抑郁药具有较强的抗胆碱能作用和心血管系统不良反应，痴呆患者应慎用。选择性 5- 羟色胺再摄取抑制药（SSRI）不良反应少，服用方便，疗效肯定，安全及耐受性好，较适合老年患者。在痴呆患者抑郁症状的治疗中，SSRI 应用最广泛，建议剂量为成人患者的 1/2，其中帕罗西汀、西酞普兰、舍曲林使用最多。SSRI 最常见的不良反应为消化道症状（如食欲减退、恶心、呕吐、腹泻）、失眠、激惹、静坐不能等。各种 SSRI 引起上述反应的严重程度和频率有所不同，如帕罗西汀和氟伏沙明有一定镇静作用，可在一定程度上改善睡眠；氟西汀引起失眠、激惹的可能性较大，适用于伴有淡漠、思睡的患者。少数疗效欠佳者，可适当增加剂量。服用 SSRI 时还应考虑其对肝脏 P_{450} 酶的影响，尤其是老年患者常同时患有多种躯体疾病，需同时使用其他药物。相较而言，舍曲林和西酞普兰对肝脏 P_{450} 酶的影响较小，安全性相对较好。对焦虑患者卡巴拉汀有一定疗效，也可口服 5- 羟色胺受体激动药丁螺环酮。抗抑郁药文拉法辛是 5- 羟色胺和去甲肾上腺素再摄取抑制药（SNRI），其作用机制与三环类抗抑郁药有相似之处，但抗胆碱作用及心血管系统不良反应小，患者耐受性也较好，起效比 SSRI 快，可酌情选用。

• **睡眠障碍的治疗**：保持好的睡眠卫生，如睡前避免饮用咖啡和酒，白天适当躯体活动对睡眠有益。尤其对有睡眠紊乱和有抑郁症状的痴呆患者，活动训练和照料者教育可以改善痴呆患者的抑郁症状并减少其住院，培训照料者缓解痴呆伴发精神行为症状的技术可减少患者和家属的应激。抗焦虑药及镇静催眠药主要是苯二氮䓬类药物，可用于焦虑、易激惹和睡眠障碍的治疗。苯二氮䓬类药物依据半衰期长短和镇静作用强弱，可分为长效制剂（半衰期约 20 小时），如地西泮、氯硝西泮、氟西泮等；中效制剂（半衰期约 10 小时），如阿普唑仑、劳拉西泮等；短效制剂（半衰期约 3 小时），如三唑仑、咪达唑仑等。半衰期较短的药物多用于入睡困难，半衰期较长的药物适合焦虑、易激惹和睡眠障碍的维持治疗。苯二氮䓬类药物的常见不良反应有嗜睡、头晕、共济失调、记忆障碍、呼吸抑制、耐药、成瘾和撤药综合征等。苯二氮䓬类药物能增强酒精和抗精神病药物的镇静作用，突然停药可致抽搐，使用时应加以注意。半衰期短的药物可引起记忆障碍、撤药综合征。半衰期长的药物可引起嗜睡和运动损害。治疗阿尔茨海默病患者的睡眠障碍是为了减少或减轻失眠、易醒，以增加患者的舒适程度，减轻家属和照料者负担。药物的选择一般根据除睡眠障碍外是否还存在其他症状而定，如果患者同时有精神病样症状和睡眠障碍，一般在睡前给予抗精神病药物，如无禁忌证，可选镇静作用相对较强的抗精神病药物，如奋乃静、奥氮平和喹硫平等。如果患者抑郁和睡眠障碍并存，可在睡前给予具有镇静作用的抗抑郁药，如三唑仑和米氮平等。如果患者只有睡眠障碍或焦虑症状，可考虑使用苯二氮䓬类药物。需注意的是，苯二氮䓬类药物可引起或加重意识障碍、跌倒、激惹，应避免大剂量或长期使用。

目前，除临床已在使用的药物外，还有一些处于临床研究阶段的新药，如抗 β 淀粉样蛋白抗体仑卡奈单抗（Lecanemab）Ⅲ 期临床研究取得了积极关键结果。在 18 个月时，Lecanemab 减少了早期阿尔茨海默病患者的淀粉样蛋白标志物，但其不良反应发生率较高（1.2%），仍需长时间的试验来确定其疗效和安全性。

尽管人们在阿尔茨海默病的研究领域取得了进展，但对那些晚期阿尔茨海默病的患者及其家属来说，生活可能依旧非常艰难。药物和治疗手段对患者及家属来说仍是希望，新药研发迫在眉睫。

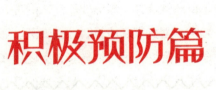

积极预防篇

施青青　姚红庆

　　虽然临床上已有多种治疗阿尔茨海默病的药物，但大多数收效甚微，还不能从根本上阻止疾病发展。该领域的药物研发非常火热，是全球各大药企期望攻克的堡垒。然而截至目前，全球各大公司阿尔茨海默病领域的药物研发大多宣告失败，成功上市的几种药物价格相对昂贵，患者治疗的药物费用负担很重。随着国产仿制药的上市，医药费用问题正逐步改善。

　　目前，痴呆症的认识、诊断及治疗现状仍让人担忧，相当一部分老年人及其家庭持有认知障碍不是一种疾病，而是"老了自然就这样，不需要治疗"的观念，直至出现某些精神行为异常，困扰家庭成员时才去就医。通常情况下，阿尔茨海默病进入中晚期就很难逆转了，因此许多受痴呆症状困扰的人群失去了及早治疗的机会。最重要的是，既往社会教育过分强调治疗、中晚期的关爱及照顾，而忽视了痴呆的预防，使得痴呆发生风险较高的人群或携带痴呆危险因素的人群没有开展早期预防的意识。

　　中国已进入老龄化社会，如今步入中年的独生子女，面临父母渐老、子女尚小的现状，既要响应二孩或三孩政策，与此同时可能遇到需要赡养4～8位老人的情况，使得当下人们的经济压力及心理压力巨大。如何预防及延缓常见的致残性疾病，如阿尔茨海默病、脑血管意外、帕金森病等慢性病已成为社会关注的焦点，毕竟照顾一个失智、失能的老人需要花费大量时间及精力，很多独生子女家庭感慨"不敢病、不敢穷、不敢远嫁"。

　　预防阿尔茨海默病，先要了解哪些因素可能会导致阿尔茨海默病。

　　研究显示，阿尔茨海默病的发生与多种因素相关，分为不可逆转因素及可逆转因素。不可逆转因素包括年龄、性别、基因及家族史，可逆转因素包括高血压、糖尿病、肥胖、头部外伤、饮酒、睡眠障碍等疾病或状态。

　　2020年发表在全球权威期刊《柳叶刀》（*Lancet*）上最新的一篇研究报道指出，有效调节以下危险因素，包括受教育程度较低、听力受损、创伤性脑损伤、高血压、过量饮酒、肥胖、吸烟、抑郁、社会孤立、缺乏体育锻炼、空气污染、糖尿病，可以预防和延迟全球40%的痴呆发生。

　　基于以上循证医学证据，结合既往认知领域专家的推荐，我们给出的痴呆预防指导意见如下。

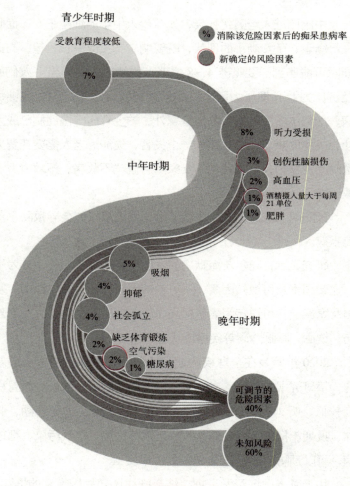

痴呆的危险因素

"柳叶刀特邀重大报道：关于痴呆的预防、干预和照护"的后续报道提出一个生命历程模型，表明可通过调节 12 种相关危险因素预防或延迟全球 40% 的痴呆发生〔改编自 Livingston G, Huntley J, Sommerlad A, et al. Dementia prevention, intervention, and care: 2020 report of the Lancet Commission. Lancet, 2020, 396(10248): 413–446.〕

改变生活方式

体重指数及体重管理

《分子精神病学》（*Molecular Psychiatry*）期刊上的一项研究报道，50 岁时体重超标，可能会让痴呆提前到来。研究人员选取 1300 多名美国人作为研究对象，对每人的体重指数（BMI）进行跟踪调查，平均历时约 14 年。结果显示，BMI 每增加一个单位，痴呆发生的时间就提前约 6.5 个月。研究报道称，中年时期保持健康的 BMI 可能会延迟罹患痴呆的时间，不过，如果老年人的体重随时间不断减少，那么他们患痴呆的风险会很大，而且体重减少得越多，患痴呆的概率就越大。

65 岁以下人群应保持或减轻体重，保持健康的生活方式，控制热量摄入使 BMI 达到并保持在 $18.5 \sim 24.0 \text{kg/m}^2$，但不宜太瘦，如果出现体重持续减轻的趋势，应密切观察认知情况。

体育锻炼

许多研究显示，体力活动多的人要比不活动的人出现各种痴呆的风险更低。伊利诺伊州立大学的研究者们在城市和农村招募了一群 60—75 岁、长期习惯于久坐不动的成年人，其中 50% 的人分到有氧运动组，每周散步 3 次，剩下 50% 的人作为对照组做无氧的收缩和伸展运动。在为期 6 个月的试验中，科学家对两组人群前后的认知能力进行了检测和评估，结果发现那些参与散步活动的人认知力有所提高。伊利诺伊州立大学心理学教授亚瑟夫克雷默指出，6 个月的运动可以使人的记忆力、决断力和注意力提高 15%~20%，同时大脑额叶和颞叶皮质很多区域容量增大，与认知力有关的神经网络活动也变得更有效率。其他一些研究也发现，将身体锻炼与认知训练结合起来的养生方法的确可以提高认知能力。

　　大脑不是独立存在的，它与我们身上的各个器官都有联系，并且不同区域的大脑皮质也对应了不同的身体器官，所以在增强动脑的同时也要将大脑与肢体相配合起来。在运用不同肢体做出不同形态时，这些动作都由神经传向人体的大脑，再由大脑发出信号，肢体才能做出动作，从而达到健脑益智的效果。

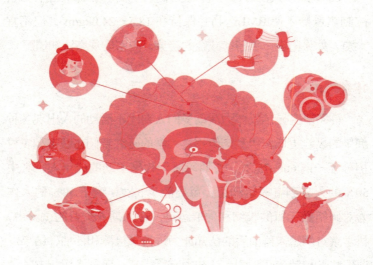

运动可延缓大脑衰老进程，那么怎么进行体力活动更有效呢？美国的研究人员在对预防老年痴呆症的调查中发现，做家务也可以预防痴呆。老年人非常需要锻炼，尤其是 65 岁以上者，应坚持定期体育锻炼，但运动量要适中，最好遵循由小到大的运动量，身体适应后再逐步增加。老年人在运动时不需要像年轻人健身一样运动到极限，只需身体微微出汗即可。同时，老年人在锻炼时需要选择合适的时间，最好在清晨，空气新鲜且湿润，在运动、锻炼时不会感到不适。下面介绍几种比较适合老年人的运动方式。

● **广场舞**：广场舞是现在社区最为流行的一种运动方式，参与者不仅锻炼了语言交流能力，还增加了与外界接触的机会。跳舞同时还享受了音乐带给人的愉悦心情，使人保持乐观心态，对缓解认知的衰退起到一定的积极作用。

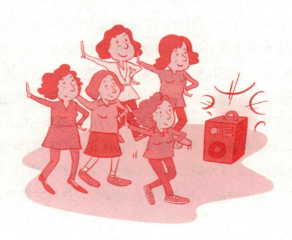

- **智能跳舞毯**：智能跳舞毯是当下适合老年人在室内进行的有氧运动工具，使用不受天气和时间的限制，可连接电视或电脑等设备选择适合运动的游戏项目。通过眼、脑和肢体运动的相互快速配合以完成相关节奏的活动，有益于老年人日常活动能力的改善和提高。同时，进行节奏感较强的健身训练，可以使人注意力高度集中，进行主动运动，有利于强化认知的切换活动。

- **打麻将**：打麻将也是一种益智类活动。在娱乐过程中，老年人的大脑一直处于兴奋且活跃的状态，不仅可以锻炼逻辑思维能力，还能训练计算能力，同时可以增加与同龄人交流的机会，锻炼语言逻辑能力。不过，老年人打麻将也要注意以下几点：①不能同一姿势长时间久坐。长时间久坐容易造成肩颈软组织劳损，易继发脊柱退行性改变、腰肌劳损、下肢静脉栓塞等疾病。此外，如果打麻将时长期憋尿，会损伤膀胱，诱发前列腺疾病。因此，最好打三两圈就起身活动活动。②避免打麻将时精神高度紧张。精神高度紧张对老年人心脑血管健康极为不利。患有高血压和心脏病的老年人更忌打麻将，因为兴奋和激动易引发心脑血管并发症。③不要在通风不好的室内打麻将。通风不好的室内环境，对老年人呼吸系统损伤很大，可能会引发上呼吸道感染及哮喘等。故建议老年人每次打麻将的时间最好控制在 1 小时，选择通风和光线较好的场所，保持休闲心态，看淡输赢，中途适当活动腿脚，这样才能有益身心健康。

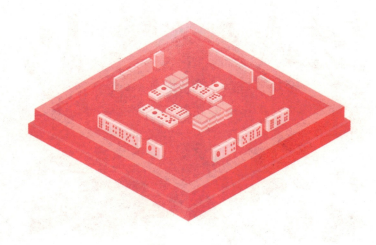

● **精细动作训练**：精细动作训练预防老年痴呆是限制因素最少和成本最小的一种方式。在精细动作训练时，老年人的大脑皮质功能区一部分处于工作状态，其他区域暂时处于休息状态，在这样一张一弛的运动中既锻炼了运动区，也修复和改善了其他中枢神经的功能。比如，手部精细动作的训练可以在相当大的程度上刺激大脑皮质，提高了思维的敏捷度，从而达到延缓脑细胞衰老、防止痴呆的效果。

认知活动

随着年龄的增长，老年人会越来越不爱动脑子，对事物的反应速度会变慢，思考过程也越来越长，逻辑思维也不够灵活。老年人应当有意识地让自己的大脑多运转，通过一些益智

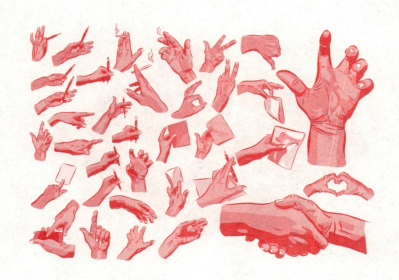

活动训练大脑分析和推理能力，锻炼计算和语言能力，促使自己的大脑保持年轻状态。

● 象棋、围棋、五子棋：上述几种棋类都属于战略类、对抗性的游戏，需要两个人一起参与。在博弈过程中，需要做预设性判断，分析对方的战略，从而进行拦截。不断的分析和推理，可以强化训练老年人的逻辑思维和推理能力，并随着日积月累的经验慢慢得以提高与巩固。棋类使用场景没有限制，可以在户外进行，还会吸引同龄人前来观看。这样可以带动更多人一起进入对弈的环境中，相互揣测对方的战术，积极推理对方的下一步走向。在这样的对弈中，老年人能够很快进入状态并充满胜负欲。在胜负欲的驱使下，游戏的时间加长，让老年人在不知不觉中锻炼了大脑，从而达到预防痴呆的效果。

• **鲁班锁、孔明锁**：鲁班锁和孔明锁都是我国的传统玩具，具有开发大脑、灵活手指和放松身心的功能。此类玩具可以帮助人们建立立体的空间思维方式，在增强脑力劳动的同时，还能促进手指的灵活性，从而在一定程度上达到预防痴呆的效果。此类玩具轻巧方便，不受场地限制，可以在家中使用，也可在户外使用，甚至出门游玩时也可以随身携带。在使用时，人们可以很快进入三维立体空间中，通过对中心结构的想象，一步步找到解锁的方法，解开后会有非常强烈的成就感，并更加积极地尝试更多的种类，在增强脑力预防痴呆的同时，也丰富了人们的心理。

• **平面滚珠**：平面滚珠是将两种颜色的滚珠打乱，通过中间方块的移动，在最短时间内恢复成一边一种颜色的益智玩具。在使用时，人们会联想到类似的地图路线或内部结构，可以有效刺激老年人的记忆力和对事物的灵活处理能力。这款玩具在外观上是一个矩形，但边角部分都进行了钝化处理，可以有效避免老年人在使用中划伤。此外，两种不同颜色滚珠的视觉冲击，可以良好地刺激老年人的眼部，在视力下降、对颜色不够敏感时，两种颜色的视觉冲击能够激活老年人对颜色的判断。此款玩具轻巧便携，对使用场地没有过多限制，在家里或户外都可使用，可以与亲友一起使用，还可以锻炼老年人的表达与配合能力。在使用此款玩具时，老年人能完全进入玩具带来的结构、步骤与颜色冲突的场景中。如果有亲友一起使用，老年人会进入曾经一起讨论工作或讨论学习的情景之中，可以最大限度地锻炼老年人的大脑，特别是在讨论及尝试方法时，可以有效锻炼老年人的表达能力、动手能力。

• 健身陀螺：打陀螺也是中国民间流传广泛的娱乐健身方式，陀螺的大小、重量各不相同，可以根据自身的能力来选择合适的大小。打陀螺有很多技巧，如缠绳、持法、抛法等。在使用过程中，主要是锻炼人们的身体协调性和腕部力量。老年人需要集中注意力，观察陀螺的运动状态，再用合适的力量鞭打。通过打陀螺，在锻炼身体的同时可以加强观察能力、集中注意力，但由于体力消耗较大，需根据老年人的身体情况调整游戏时间。该项游戏以身体锻炼为主，脑力使用较少。在开展此项游戏时老年人获得的成就感和积极性相对稍低。

• 填字游戏：填字类游戏形式多样，可以是数字类的加减乘除，也可以是词语类的叠加。此类游戏能使中老年人智力和眼睛捕捉信息的能力得到训练，还可以带上亲朋好友一起参与，可以合作完成也可以进行比赛，在加强大脑运转的同时，还可达到改善交流沟通能力和保持良好社交的作用。

中老年人利用益智玩具休闲娱乐的同时，通过持续性的脑力活动或身体运动来达到预防痴呆的效果，并在休闲娱乐中获得成就感及自信心。将益智玩具与精细训练相结合，能够在全身心放松、不造成过度用脑的同时达到预防痴呆的效果，关注身体各个部位的协调与合作，确保不受时间、空间、气候等因素的影响，达到每日的运动量。

	名称	主要功能
结构类	鲁班锁、孔明锁	益智、灵活手指
	平面滚珠	益智、灵活手指
对弈合作类	象棋、围棋、五子棋、跳棋	益智、交流互动、沟通表达
全身运动类	舞剑、太极	益智、锻炼身体、身体协调
	打陀螺	益智、锻炼身体、身体协调
	弹力球	益智、锻炼身体、身体协调
局部运动类	练手核桃	灵活手指、手掌按摩舒缓
	手部力量训练器	加强手部灵活性与力量
	手指按摩器	加强手指灵活性，手部舒缓
	滚珠按摩球	局部按摩舒缓
	足部按摩球	刺激足弓、舒缓脚底
	简易脚踏车	加强腿部力量、腿部灵活性

● **益智游戏**：这类游戏适合养老机构或社区老年活动室，多个老年人聚集在一起进行益智游戏，既可以锻炼智力，也可以保持良好的社交。下面介绍几种操作方便、简单易学的游戏项目。

✓ "逢七拍掌"。

游戏内容：所有的老年朋友围一圈，主持人指定一个老年朋友为起始点。从 1 喊到 50，每人只喊 1 个数，按照位置顺序来进行，轮到喊 7、17、27、37、47 时，拍掌不喊数字。

游戏规则：如果做错了，就要接受"惩罚"，即回答一个"正话反说"的互动问题。比如，主持人说"志愿者"，受"惩罚"者就要说"者愿志"。

✓ "数青蛙"。

游戏内容：老年朋友依次坐好，从第一个老年朋友开始数青蛙，分别报出青蛙嘴、眼睛和腿三样身体部位。比如，"1 只青蛙 1 张嘴，2 只眼睛，4 条腿""2 只青蛙 2 张嘴，4 只眼睛，8 条腿"依次类推。

游戏规则：以连续不间断的依次准确说出具体数字为胜利，以长时间停顿和错误计算身体部位为失败。根据具体人数定轮次。

✓ "猜字"。

游戏内容：在卡片上写出若干名词或成语，选择一名老年朋友用肢体语言表达出来，让其他老年朋友猜其表达的是什么内容。根据老年朋友年龄层次选择词语的数量及难易程度。比如，简单的词语"洗澡""买菜""唱歌""跳舞"，难度偏高的词语"东方明珠""世博会""偷偷摸摸"等。

游戏规则：表演者需要使其余老年朋友猜出，如成功猜出，则表演者及猜中者均获胜；如无人猜出，则表演者失败。为增加游戏的趣味性和紧张性，可以限制时间。

合理社交

2018 年，阿尔茨海默病协会国际会议（AAIC）提出，社交对锻炼大脑具有重要意义。研究表明，经常社交的人大脑的活跃状态高于没有社交的人。每日 10 分钟的社交互动就可以提高认知评估的表现，并在日益衰老时仍能维持认知水平。在交流过程中，人们会不断思考，不断用脑与对方达到互动，可以增强人们的理解能力、逻辑推理能力和语言表达能力。特别

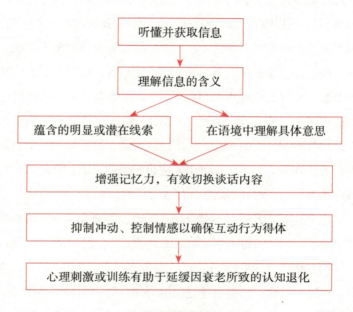

交流思维过程

是与家庭成员或朋友之间的互动交流，更容易让人产生满足感与幸福感。有数据表明，社交广泛的人比社交少的人患痴呆的风险低 26%。

烟酒控制

• **关于吸烟**：世界卫生组织（WHO）对"被动吸烟"的定义为"不吸烟者每周平均有 1 天以上吸入烟草烟雾 15 分钟以上"。有研究称其为"环境烟草烟雾"或"二手烟"。我国是世界人口最多的发展中国家，痴呆患者和被动吸烟人数庞大。自 2006 年加入 WHO《烟草控制框架公约》，我国政府采取措施，积极推进公共场所无烟建设，但这些政策的实施效果不尽如人意，被动吸烟暴露率仍无明显下降。据估计，目前我国遭受被动吸烟危害的人数高达 5.4 亿。"二手烟"中包含至少 250 种已知的有害或致癌化学物质，"二手烟"暴露对心脑血管系统有害，具有致痴呆症的风险。许多研究显示，长期被动吸烟会损害人的认知能力，可增加老年人罹患痴呆的风险，并随着被动吸烟累积次数、时间的增加而增加。

综上，老年人最好不要吸烟，同时也要避免接触环境中的"二手烟"，对于吸烟人群应有计划地在专业人士的帮助下制订科学的戒烟计划。

• **关于饮酒**：酒精可透过血脑屏障，对中枢神经系统产生广泛影响。近期一项有关饮酒与认知障碍关系的研究，明确了长期过量饮酒是诱发各类认知障碍，尤其是早发性痴呆的主要危险因素。国外研究表明，每周酒精摄入量超过 140 毫升的中年人，患痴呆的风险显著增加，且这种伤害是永久性的。饮酒者应减少饮酒量或戒酒；不饮酒者应保持不饮酒。2016 年的《中国居民膳食指南》也给出了相应的推荐，男性每天的酒精摄入量不超过 25 克（相当于啤酒 750 毫升、葡萄酒 250 毫升、38度白酒 75 毫升、50 度白酒 50 毫升），女性不超过 15 克（相当于啤酒 450 毫升、葡萄酒 150 毫升、38 度白酒 50 毫升、50 度白酒 30 毫升）。

睡眠

对痴呆高危人群需定期进行睡眠质量评估，包括失眠、睡眠呼吸障碍等方面。对于存在睡眠障碍的老年人，首选非苯二氮䓬类药物，同时定期评估药物的疗效及风险。对于存在轻度

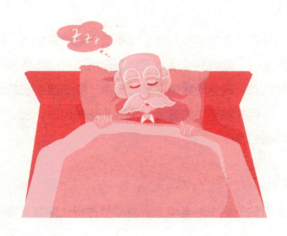

阻塞性睡眠呼吸暂停的轻度认知障碍患者，可长期使用呼吸机进行持续气道正压通气（CAPA），依从性高的患者精神运动 / 认知处理速度、注意力、日间功能均能得到改善。

共病的管理

糖尿病

患有糖尿病的老年患者定时进行血糖监控与干预，有效控制血糖，对预防痴呆症的发生具有显著的效果。《国家基层糖尿病防治管理指南（2022 版）》中列举了糖尿病患者生活方式干预的内容及目标，包括控制体重、合理膳食、适量运动、戒烟限酒、限盐、心理平衡 6 项，通过生活方式的干预，建立规律、健康的生活方式，促进患者血糖水平的控制。

脑血管疾病

脑血管病变会对老年人的生活质量产生严重影响，是痴呆症的病因之一。健康的生活方式、合理用药可以维持脑血管系统的良好状态，避免动脉粥样硬化加重、脑低灌注或其他脑血管疾病。已存在脑卒中的患者，尤其是脑微出血，应密切监测其认知功能的改变。

保护头部，避免外伤

对于有脑外伤史的老年人，应尽早进行认知康复训练，可提高患者远期预后，延缓痴呆发病年龄。

衰弱

晚年保持健康强壮的体魄，有利于维持良好的认知功能状态。

高血压

近期，英国生物医学中心内科学期刊 *BMC Medicine* 上发表的一篇研究论文指出，血压对男性和女性患痴呆风险的影响有所不同。女性患痴呆的风险会随着血压的升高而增加。由于高血压患病率随年龄的增加而升高，所以高血压与痴呆必然存在相关性，这一点已被很多国内外研究报道。在临床工作中，对于高血压患者，尤其是中老年患者，应该个体化选择合适的降压药积极降压，以确保血压达标。至于选择何种降压药，因目前尚无明确证据表明何种降压药有预防、治疗痴呆症的作用，应根据患者年龄、有无其他并发症、高血压类型等危险因素个体化选择单药治疗或联合用药。另外，高血压患者应定期评估认知功能，以判断其有无轻度认知功能损害或痴呆表现。

抑郁

抑郁是痴呆伴发精神行为症状中常见的情绪症状之一，主要表现为情绪低沉，悲观无助，甚至有自杀念头或行为等。保持良好的心理健康状态对预防痴呆有一定作用；对于已有抑郁症状的患者应积极治疗。近年来，多种共识中音乐疗法已被推荐为有效的非药物治疗方法之一。

听力下降

预防或治疗听力损失可降低 9.1% 新发痴呆，这是所有已知危险因素中减少发病比例最大的因素。积极寻找听力下降的原因，去除诱因，治疗疾病，必要时使用助听器改善听力，提高交流能力，可以达到预防痴呆的作用。

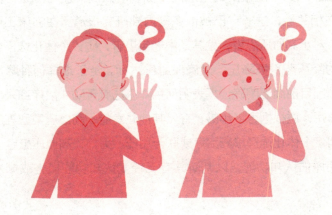

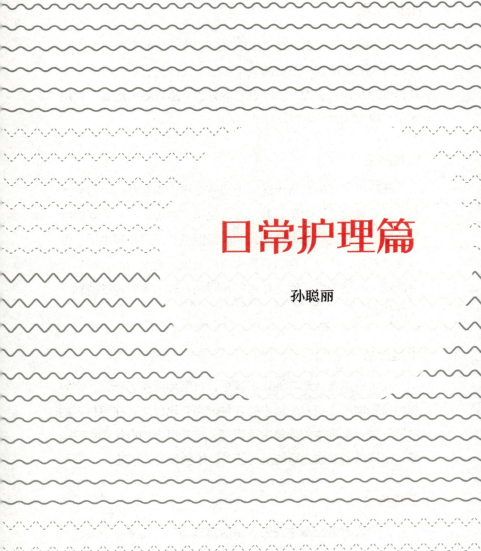

日常护理篇

孙聪丽

照护原则

痴呆的照护原则：提供以痴呆患者为中心的个性化生活照料，最大限度地利用患者的残留功能，允许其有自主行为，促进和维持其独立能力，鼓励患者做有意义感兴趣的活动、食用健康平衡的饮食和进行规律的运动。

轻度痴呆

此阶段患者的日常生活能力部分受损，需要帮助维持和改善，如处理财务、乘车、做家务、使用家电等。照料者不应给予过度的日常生活能力照顾，而应督促患者自己料理生活，保持生活规律，注意饮食、营养和清洁卫生，适度运动，参与社会活动，心情愉悦，使之尽可能长时间、较大程度地维持独立生活的能力。

中度痴呆

此阶段患者认知功能逐渐减退，日常生活能力降低，需要照料者帮助患者应对生活中的各种障碍。建议患者在照料者的协助下进行有规律的简单生活自理，培养患者的自信心和安全感，陪同患者完成力所能及的任务，体会参与的乐趣。

重度痴呆

此阶段患者已基本丧失了生活自理能力，需要重点关注其口腔卫生、营养状况、排泄，避免吸入性肺炎、压疮、深静脉血栓等并发症。

日常生活照料措施

基本日常生活能力

● **进食和饮食**：对于任何阶段的认知障碍患者，照料者都应该提供愉悦的就餐环境和合理膳食，并根据患者的饮食喜好提供色香味俱全的饮食，不建议对没有营养素缺乏的患者刻意补充营养素来改善认知功能。尽量鼓励患者经口进食，避免饮食限制。当疾病进展时，经口能量摄入低于预期的 50% 且超过 10 日时建议住院，留置鼻胃管或胃造口管，给予肠内营养制剂。注意，对于吞咽困难者及鼻饲者，应半卧位或坐位进食，防误吸和窒息风险。

● **穿脱衣**：简化对衣物的选择，鼓励患者自己穿脱衣；对穿脱衣有困难者，予以协助，在此过程中注意解释，并保护患者的隐私。

● **梳洗能力**：鼓励并指导患者完成梳头、刷牙、剃须、剪指甲等清洁过程；帮助无法进行口腔护理的患者护理口腔卫生；定期检查患者的牙齿及义齿。

● **外出活动和运动**：以长期规律有氧运动和抗阻力训练为基础，运动的形式可以根据患者既往的爱好个体化制订，散步、慢跑、健身操、舞蹈、太极拳、渐进抗阻练习等都是适合的运动方式。在运动中注意量力而行，循序渐进，防止运动损伤。当晚期患者运动困难时，尽量每天帮助其活动肌肉和关节，以免发生关节变形、肌肉萎缩等并发症。

• 洗澡和皮肤清洁：营造舒适的洗浴环境，尊重患者的习惯，定期洗澡或搓澡。注意简化洗澡过程，使用无香味、含脂成分较多的肥皂，正确使用护肤液湿润皮肤，避免因干燥导致瘙痒，注意有无皮肤损伤。对于拒绝洗澡的患者，应寻找原因，如怕水、担心衣物丢失、缺乏隐私感等，并予以相应的处理。

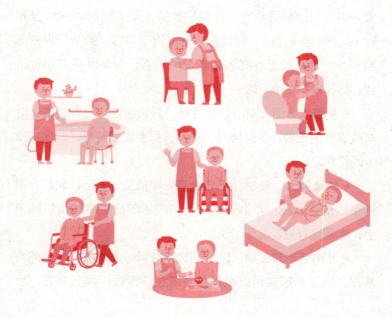

● **如厕和失禁**：对轻至中度痴呆患者鼓励独立如厕；对有困难的患者提供帮助，如增加标识、改造厕所等。出现二便失禁时，应先寻找原因并治疗，原因不明者可采用定时如厕、改变生活方式、盆底肌肉训练和生物反馈治疗等；必要时，使用纸尿裤或防水床垫，定期更换和清洁患者的床上用品。

● **睡眠**：痴呆患者广泛存在睡眠障碍和睡眠节律紊乱。这种情况一般出现在疾病早期，并随着病情的进展而加重。患者在痴呆发生前 10～15 年就可能出现睡眠障碍，且痴呆程度与睡眠障碍的严重程度呈正相关。对于有睡眠障碍的患者需要建立有规律的活动时间表，使其养成良好的睡眠习惯和方式，形成固定的生物钟。每天定时督促患者进行一定活动，增加日间光照。一般情况下，患者白天接受的光照越多，其昼夜节律和睡眠模式越趋向正常。白天多与患者聊天，让患者参与社会活动，限制日间小睡的次数和时长，调节睡眠时间及规律。

工具性日常生活能力

● **购物**：鼓励采用购物清单方式购物，帮助患者找到购物点，自主选择合适的商品，协助其付款。

● **驾驶和乘车**：患者认知功能基本正常时，需要照料者陪同驾驶；认知功能障碍时，则建议停止驾驶。患者乘坐公共交通工具外出时，照料者应陪同并帮助寻找站台和交通路线。

- **食物烹调**：了解患者的烹饪习惯，引导患者准备烹调的原材料，按照食谱依次完成烹饪步骤，必要时给予提醒和帮助，确保烹饪过程的安全。

- **家务维持**：鼓励并协助患者力所能及地参与家务活动，如洗碗、洗衣、铺床、叠被、扫地等。

- **使用电话**：了解患者既往使用电话的能力，提醒查找电话簿，鼓励和引导其独立拨打和接听电话。

- **服药管理**：督促患者遵医嘱服药，观察不良反应，避免过量或误服药物。当患者拒绝服药时，查找原因，必要时咨询医生。

- **财务处理**：了解患者的财务处理能力，提醒或帮助患者处理日常账单，如水费、电费、燃气费、电话费等。

居住环境设置的原则

随着认知功能的减退，患者对环境的定向力和适应能力越来越差，不但容易发生跌倒和走失，而且环境不熟悉、环境中刺激不当都会给认知障碍患者带来不安全感。因此，应为认知障碍患者设置友好化的居住环境，设置原则包括：①确保环境的安全性，防走失、防跌倒、防意外伤害；②维持环境的稳定性和熟悉性，避免突然变换；③设计时间和定向线索，帮助患者进行时间和地点定向；④提供适度的感官刺激。

居住环境设置的建议

确保环境的安全性

● **预防跌倒**：家具尽量简洁，减少杂物和尖锐的转角；地面使用防滑材料，地上有水时及时擦干；活动区域避免台阶，避免铺小块地毯，防止绊倒。建议在马桶旁和洗浴设备旁安装扶手，在卧室、过道和卫生间安装感应式夜灯。

● **预防走失**：选择患者不易打开的门锁；利用布帘、画面等隐藏出口；应用现代电子产品，如门窗感应装置、远程报警系统、电子定位装置等；与邻居及社区相关人员通报病情，以获取及时帮助；照料机构采用环形或回形的建筑设计。

● **管理好危险物品**：将有毒、有害、锐利或易碎的物品锁好，如药物、刀具、剪刀、玻璃器皿、清洁剂、过期食物、筷子、牙刷；安装煤气、电源安全和报警装置，建议平时将燃气或天然气的阀门关闭，收好厨房中的调味品，避免患者误食；关闭小家电的电源，如烤箱、微波炉、电热水壶，调低热水器的加热温度；对于晚期痴呆患者，注意移除房间内的镜子。

维持环境的稳定性、熟悉性

● 认知障碍患者尽可能生活在自己熟悉的环境中，避免突然变换住所（如搬家、在子女家轮住、入住机构）及居室的布局和物品。

• 必须变换住所时，尽量在居室内保留熟悉或喜欢的物品，如小件家具、老照片、图画、纪念品，帮助患者辨识周围环境。

• 对于收治认知障碍患者的机构，应营造小单元、居家式的环境氛围，如让患者有自己的房间，提供居家式的起居室、小型厨房和餐厅，在患者房间内摆放一些自己的家具、照片、喜欢的物品等，避免频繁更换房间。

设计定向线索

• 时间定向线索：在卧室、客厅、餐厅等活动区域的醒目位置，放置大的钟表、日历，设计显示当前季节、节日的图片，帮助患者辨识时间。

• 方向引导标识：在房门上贴上患者能辨认出的照片、图案等，帮助患者辨认自己的房间；用文字、图案等设计简易的方向标识，引导其找到卫生间、厨房或餐厅等；将日常用品放在固定、醒目的位置，在柜子、抽屉外面做上标识。

提供适度的感官刺激

• 光线刺激：活动区域应维持明亮而均匀的自然光或人工光源，避免眩光，避免光线过于昏暗，将镜子安置在不易产生反光之处，用窗帘遮挡强烈的阳光。

• 色彩刺激：居室的墙壁、窗帘、床单等装饰成温馨、明亮的暖色调；悬挂或摆放色彩明亮的照片、图画、装饰物及花草等。

- **声音刺激**：避免噪声，同时避免过于安静；根据患者的喜好创设一定的声音刺激，如播放患者喜欢的老歌、音乐、戏曲、相声等；对于长期卧床不能外出的患者，建议用录音或投影的方式，让患者聆听来自大自然的声音，如鸟叫声、海浪声等。

- **触觉刺激**：在居室内摆放装有海绵、沙子等带来不同触觉感受的物品；提供仿真娃娃或老年人喜欢的宠物。

- **嗅觉刺激**：每天定时开窗通风，去除室内的异味，保持空气清新。

- **其他**：建议有条件的照料机构设置多功能感官刺激室，利用光线、音乐、芳香和各种物体为认知障碍患者提供多重感官刺激。

维持隐私性和社交性

- **隐私性**：隐私的环境可为患者提供生理和心理上的安全感。根据认知障碍患者之前的生活习惯，为其提供属于自己的空间。对于住两人间或多人间的照料机构，建议使用隔帘。

- **社交性**：设置集体活动的空间，如活动室、客厅、餐厅、阅读室等。

文娱活动安排

文娱活动安排的原则

积极参与文娱活动可为认知障碍患者提供自我表达及社会

交往的机会，有助于维持个人技能，带来愉悦体验。文娱活动的安排应遵循以下原则。

• 难度适中，与患者现存的身体功能和认知能力相适应，活动难度过大会引发挫败感，活动过于简单会产生无聊感。

• 活动项目要结合患者的兴趣和喜好，让患者感受到快乐，注意观察患者在活动过程中、活动后的反应以及活动完成情况，以总结和发现适宜的活动项目。

• 灵活调整活动的难度和参与模式，避免将活动任务化和强迫患者参与，活动过程中应多鼓励和引导。

• 每次活动时间不要太长，避免让老年人过于"忙碌"。

文娱活动安排的建议

• **身体锻炼**：身体锻炼有助于增强患者的体质，维持社会功能，应引导认知障碍患者进行规律的活动，如散步、逛公园、爬山、打太极、做保健操等。另外，可带领认知障碍患者做肢体和手指活动，如摆动上肢、手指操等。

• **家庭性活动**：家人是认知障碍患者最重要的社会支持因素，与家人一起活动是患者最熟悉和最有安全感的体验。因此，应创造机会让认知障碍患者与家人一起进餐、聊天、外出散步、购物、做简单的家务（如一起摘菜、洗菜、做饭、洗餐具、擦桌子、糊信封、园艺活动）。对于照料机构的认知障碍患者，应创造机会让家人多探视。建议设置模拟超市，让患者用代币购买自己喜欢的日常用品。

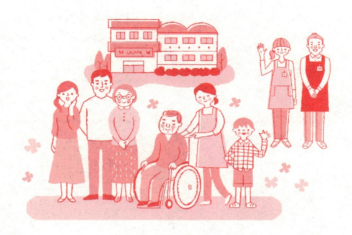

· 怀旧活动：认知障碍患者尚有一定记忆能力时，建议通过一起翻看和谈论老照片、听唱老歌曲、看老电影、谈论往事、故地重游等方式，激发其对过去事件或经验的回忆。

· 感官和认知刺激活动：建议根据认知障碍患者的喜好和现存的能力，安排适当的感官和认知刺激活动，如唱歌、听音乐、跟随音乐打拍子、触摸花瓣、闻花香或香水的气味、给予按摩或情感性触摸、宠物陪伴；进行折纸、剪纸、插花、编织、穿珠子、拼图、搭积木、挑游戏棒、书写、画画、涂色等手工活动；与患者一起做简单的计算、识记物品并归类、棋牌等活动，避免强迫患者做难度大的计算。

大部分痴呆患者以居家照护为主。居家照护是慷慨而富有耐心的行为，适宜的照护管理模式可以延缓痴呆患者病情进展，使其改善生活质量、延长生命，并减轻照护者压力。

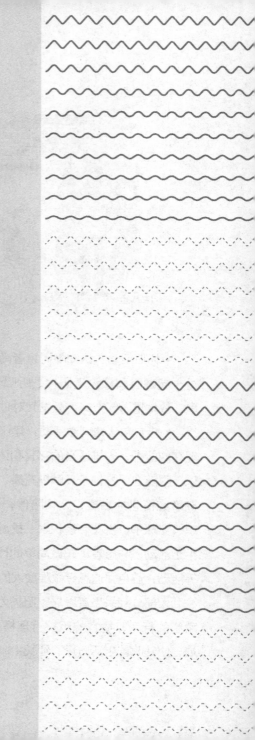

饮食与营养
照护篇

孙聪丽　姚红庆

痴呆患者的饮食行为转变

初期转变

痴呆患者早期出现的饮食行为与其认知及记忆功能退化表现有关，主要有以下状况。

● **忘记吃过**：忘记已经吃过饭或已经吃饱，即使家属或照护者反复提醒，也又会很快忘记。痴呆患者常会不断索要食物，抱怨照护者没有给食物，吵着要食物，此种反应每天会重复，且一再出现。

● **不会分辨，饮食动作不自觉**：不会分辨或不知道自己是否吃饱，该吃多少，看到食物就吃，无限制地一直吃，常有过食现象。

● **饮食行为不自觉**：不会分辨是自己还是他人的食物，会在家里私藏食物，且会乱翻食物来吃，不会辨别可食用或不可食用食物，常有吃到不洁食物或喝到不洁水源的情况发生。

中期转变

● **认知功能衰退**：进食及喂食的过程中，痴呆患者常做出令人厌恶的行为，如用手拨开食物、牙关紧闭、乱吐食物等行为。

● **语言功能衰退**：无法以语言充分表达内心想法或需求时，常会用饮食问题行为来表达内心的情绪，如拒绝食物、将食物涂抹于身上、不听从照护者的指令进食、到处泼洒食物等饮食行为。

末期转变

身体功能持续衰退，逐渐丧失自己进食的能力，依赖他人协助进食，最后完全丧失进食的能力，必须靠他人喂食，甚至以鼻饲管被动进食。

痴呆患者的营养问题及评估

营养问题

营养失调一方面是营养过剩，另一方面则是营养不良，其相关内容分述如下。

- 营养过剩。
- ✓ 分期：常见于痴呆初至中期。
- ✓ 外观特征：肥胖、体重过重。
- ✓ 原因：与饮食过量或贪食有关。
- ✓ 相关疾病：可能并发高血脂、高血压、高血糖等慢性疾病。
- 营养不良。
- ✓ 分期：常见于痴呆中期至末期。
- ✓ 外观特征：消瘦、体重减轻。
- ✓ 原因：认知障碍，不知道需要进食、拒食、进食困难。

✓ **相关疾病**：其他疾病发生率及致死率增加，若有伤口则愈合困难，并且感染、肌肉萎缩、疲惫等风险会增加。

营养评估

痴呆患者是容易发生营养不良的潜在人群，而营养不良与死亡率、认知功能不全、健康相关生活质量及罹病率均有相关性，会加速衰老。因此，需要借助一些方法，了解患者的营养状况，尽早发现营养不良。通过科学的营养评估，了解痴呆患者的营养状况，并通过定期进行营养评估与修正痴呆患者的饮食内容，避免对痴呆患者造成危害，提高其生活质量，减少庞大的医疗开支。

痴呆患者饮食上的问题，主要是太多的食物选择会让痴呆患者不知所措，或者是忘记吃饭或误以为已经吃完了。所以要让痴呆患者定时吃营养均衡并丰富的饭菜，需要一些技巧，痴呆末期的营养灌食更是一门学问。下面将探讨痴呆患者的营养照护策略及照护重点。

痴呆患者的营养照护

营养照护策略

痴呆是缓慢退化性疾病。只需要给予提醒及引导，痴呆患者仍可以自己进食，发挥自理能力。下面的营养照护策略可供参考。

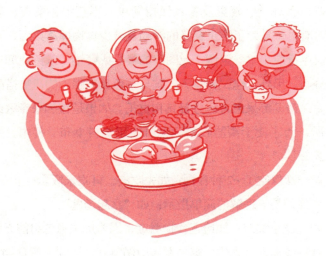

- 根据患者身体状况给予提醒与引导，少量多餐。

✓ 重复提醒与引导：患者脑部功能退化，造成饮食行为混乱，用餐时间无法专注于食物，常有拒食行为发生，甚至有语言表达功能障碍，无法清楚或简单地表达或解释个人饮食嗜好，因此需要经常口头提醒与给予进食引导。

✓ 少量多餐：痴呆患者有一些特殊饮食行为，如忘记吃过餐食、忘记何时吃、不断要求进食等，所以身旁的照护者或家属可以准备简易且不用另外烹煮的现成食物，如果汁、餐包、罐头、口服营养品等食物作为补充。

- 进食环境保持安静舒适，不要让痴呆患者分心。

✓ 远离令其分心的事物及人物：如电视及闲杂人物的频繁走动。

✓ 进食环境、餐桌及餐具保持简单、不花哨：桌布、盘垫或防滑桌垫是为了防止餐具的滑动及减少食物掉落桌面，所以建议尽量使用单一色调、无图案的餐具或餐垫，以免让痴呆患者分心。另外，建议将盘子、碗与颜色反差强烈的盘垫搭配使用，以帮助痴呆患者区分餐具和桌子。如果是在痴呆专区或养护所，为了便于清洁收拾，也可使用塑料桌布、餐巾、围裙等。

✓ 一次仅吃 1～2 种食物：如先吃肉，再吃米饭。

✓ 使用易于理解的简单指示：如"拿起汤匙"。

✓ 注意小细节：如检查食物温度，因为痴呆患者可能无法辨别食物或汤是否太热，容易发生烫伤意外。还要注意食物大小、质地是否太粗糙或太滑溜。

✓ 提供放置在明显位置的时钟：可以让痴呆患者清楚进食时间。

• 保持爱心与耐心，视病犹亲。

✓ 遣词用语清楚简单，并放慢速度：每次用相同的话语重复指示，如"嘴张开，吃一口"（注意：不是命令）。

✓ 保持耐心及给予患者足够的进食时间：勿批评痴呆患者的吃饭习惯或行为，并避免催促其用餐速度。痴呆患者用完一餐可能需要 1 小时或更长时间。

✓ 善用分散注意力的技巧：如果痴呆患者不想吃，可休息一下，引导其进行另一项活动，活动结束后再回来完成进食。

✓ 营造与家人共同进餐的机会：让痴呆患者有机会与家人

一起共餐。

- **鼓励独立进食，促进健侧手的使用。**

✓ 用手抓食物，提供寿司、地瓜、三明治或其他可以握的食物。

✓ 按照中国人饮食习惯，用碗而不是用盘子装食物。

✓ 使用勺子或汤匙，而不是叉子。

✓ 将碗和盘子放在防滑桌垫或桌布（辅具）上，以免滑动。

✓ 使用有盖子、有刻度的杯子。有盖子的杯子装到半满即可，以防止液体溅出，并使用可弯曲的吸管吸吮。有刻度的杯子可帮助照护者估算一天水分的摄入量。

✓ 将患者的手轻轻放在盛装器皿上，或予以指导让其慢慢取食或抓食。

✓ 耐心示范如何进食。耐心尝试指导痴呆患者自己用手或餐具进食，可以将餐具放在痴呆患者的手中，照护者或家属的手放在旁边，协助痴呆患者将餐具移至嘴边，并说"嘴张开，吃一口"，让其咬一口。

- **饮食行为喜好逐渐改变。**

✓ 吃饭方式：观察近日饮食行为是否有改变（如少量多餐、喜欢吃零食或点心等）。

✓ 环境：注意房间中是否存在有可能分散痴呆患者吃饭注意力的气味，或者是否太吵干扰其进食。

✓ 食物品质：食物是否具有诱人的色、香、味，可细心观察后针对色、香、味的来源及烹调方式加以改进。

✓ 善用痴呆患者对食物的喜好：大部分痴呆患者都具有长期的个人喜好，可尽量配合这些喜好，并避免不喜爱的食物。

✓ 根据痴呆患者的咀嚼、吞咽功能准备食物：对有咀嚼、吞咽困难痴呆患者，可调整食物质地或形态。

✓ 调整食物质地：建议软质饮食，如布丁、酸奶、蒸蛋，并避免太黏的食物，如年糕。

✓ 调整食物形态：不要一次给太大块或易碎的食物，每次只给一口的量；可选择质地柔软的鱼类或豆腐，便于咀嚼；可使用食物增稠剂，让混合食物的质地变得比较顺滑。

预防性饮食的相关因素

痴呆是一种疾病现象而非正常的老化，且随着年龄增加，患病率也在增加，痴呆已成为重要的社会问题，因此通过饮食来预防老年痴呆，宜早不宜晚。然而，谈到痴呆的预防性饮食就必须先了解痴呆的危险因素，包括心脏血管疾病、高血压、2 型糖尿病、头部外伤、抽烟、肥胖等，还有以下相关因素。

• 高胆固醇：高胆固醇是阿尔茨海默病的危险因素之一。中老年人降低胆固醇水平可降低罹患阿尔茨海默病的风险。

• 脂肪：脂肪会影响胆固醇的水平，增加大脑血管的危险性，间接增加阿尔茨海默病的风险；摄取反式脂肪酸会比 ω_6– 多元不饱和脂肪酸及单不饱和脂肪酸增加 3 倍的发病风险，即高饱和脂肪酸与反式脂肪酸摄取会增加罹患阿尔茨海默病的风险。另外，摄取 ω_3- 脂肪酸（鱼油）可降低阿尔茨海默病的发病风险。

- **高血压**：中年男性未曾服用降压药物，且舒张压≥95mmHg 者，罹患阿尔茨海默病的风险较高。

- **糖尿病**：稳定控制血糖有助于降低阿尔茨海默病的发生风险。另外，糖尿病患者罹患阿尔茨海默病的相对风险较无糖尿病者高。

- **维生素 D**：饮食中摄取较高的维生素 D，可降低阿尔茨海默病的发生风险。

- **同型半胱氨酸、叶酸及 B 族维生素**：同型半胱氨酸的代谢需要叶酸和维生素 B_6、维生素 B_{12} 的协助。有研究指出，叶酸及 B 族维生素（如维生素 B_6、维生素 B_{12}）摄取较少，会增加血中同型半胱氨酸浓度，增加阿尔茨海默病的发生风险。

- **银杏**：大型回顾性试验研究显示，银杏对改善中度认知受损、阿尔茨海默病病程的疗效并不充分，在临床中应用仍需谨慎评估。

地中海式饮食

许多研究报道显示，地中海式饮食可预防阿尔茨海默病，但此饮食习惯对阿尔茨海默病的保护作用应视为整体饮食效应，而非单一营养素效应。

- **多摄取蔬菜、水果，以全谷类为主食**：蔬菜、水果含较多的抗氧化物质与植物生化素，如维生素 C、维生素 E 和胡萝卜素。有研究发现，阿尔茨海默病患者血液中的维生素 C、维生素 E 和胡萝卜素浓度偏低。另有研究发现，摄取较多蔬菜、水果，可降低痴呆的发生风险。

全谷类富含 B 族维生素（如维生素 B_6、维生素 B_{12}），如紫米、糙米、全麦等。非全素饮食者，如一般饮食正常的成年人，不建议额外补充叶酸，可以从饮食中多摄取叶酸以降低痴呆的发生风险。不管是维生素还是深海鱼油，目前都不建议长时间从饮食以外的来源进行大量补充，以免因过量造成其他不良反应。

• 选用好油，摄取较高比例的单不饱和脂肪酸：研究显示，摄取较高比例的单不饱和脂肪酸，对认知功能是有益的，而过量摄取饱和脂肪酸会增加罹患痴呆的风险。饮食中富含单不饱和脂肪酸的油脂包括橄榄油、苦茶油、芥花油等，而饱和脂肪酸的油脂多数为动物油脂，如猪油、牛油，少数为植物油脂，如椰子油、棕榈油。建议烹调多选用富含单不饱和脂肪酸的油脂，并减少饱和脂肪酸的摄取。

• 肉类以鱼类为主，减少饱和脂肪酸的摄取：研究显示，鱼类摄取可降低痴呆的发生风险，鱼类富含 ω_3- 多不饱和脂肪酸，尤其是二十碳五烯酸（EPA）与二十二碳六烯酸（DHA）。一般来说，深海鱼（如秋刀鱼、鲭鱼、鲑鱼等）中所含的油脂较淡水鱼高，故其 EPA 与 DHA 的含量也会较高，每周摄取 2～3 次鱼肉来取代部分红肉（如牛肉、猪肉等），以减少饱和脂肪酸的摄取。

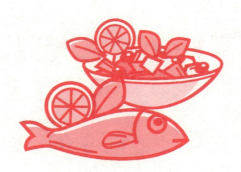

● **适量饮用红酒**：实验发现，红酒含有抗氧化物，如多酚物质，可减少大脑中 β 淀粉样蛋白在神经细胞外沉积，降低淀粉样斑块的形成，可减少阿尔茨海默病患者认知能力的持续下降。研究发现，65 岁以上老年人，每天饮用适量红酒，有助于降低痴呆的发生风险，但也有研究显示过量饮酒会造成认知能力的减退，所以若平常没有饮酒习惯，不建议饮酒。

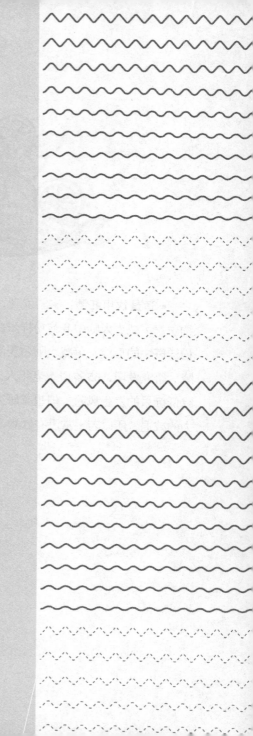

沟通交流篇

孙聪丽　姚红庆

痴呆患者的沟通障碍

痴呆患者的沟通方式

由于痴呆患者大脑受损部位及认知能力退化程度的差异，患病过程可能存在十分复杂的症状，如听觉、视觉或语言等障碍，可能出现理解和表达的双重困难。痴呆患者很可能会应用与一般人不同的沟通方式来表达自己的需求，如痴呆患者会因命名困难而使用自己造的句子来代替遗忘的句子；会因视觉空间障碍与妄想或幻听而出现语无伦次的情况，或者语言流畅但毫无意义；词不达意，无法顺利及适当地表达出感情和想法；无法了解或误解他人的话及建议；读写缓慢或只能描写或画出单一方向的景物；因无法分辨适宜场合而随意发言或有不适当行为表现而产生社交障碍等，这些都是常见的沟通障碍。更严重的是，痴呆患者会出现许多问题行为或急躁行为，影响与照护者之间的关系。

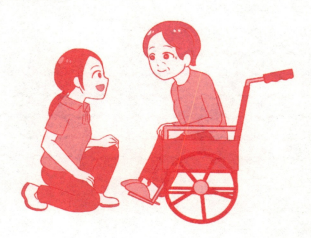

痴呆各个阶段的沟通问题

痴呆患者的语言沟通障碍持续存在于病程的各个阶段，且随着疾病进展愈来愈严重。不同阶段的沟通问题如下。

● **痴呆初期**：近期记忆力减退、命名困难、语言表达不恰当、重复问同样的问题、对地点及时间混淆不清、面对事情变得难以决断，因此在日常生活中，老年痴呆患者易产生负面的情绪与行为。很多时候痴呆患者尚能有逻辑地表达信息，但照护者或周边的人开始对其日常生活表现产生不理解，而痴呆患者可能因周围人的不理解而出现退缩或生气。

痴呆初期，患者对语言辨识有轻度困难，且对理解复杂语言的中心思想有困难，会误解别人的意思或抓不到重点，因此有些痴呆患者无法胜任正常工作。再者，因记忆力衰退，许多事情无法记清楚、许多较难的词汇或成语也无法如正常人一般脱口而出，对复杂的沟通对话普遍感到困难。有些痴呆患者察觉到自己的语言能力逐渐减退，但无法将自己情绪、内在感受完全表达出来，为了掩饰语言沟通上的缺陷，会试图进行补偿，如虚谈现象。此外，痴呆患者注意力较难集中，经常分神而错失别人所述事情的来龙去脉。上述语言沟通障碍将有损老年痴呆患者的尊严及破坏其内心的安适状态，是引发轻度痴呆患者抑郁与焦虑情绪的主因之一。

● **痴呆中期**：近期记忆力明显下降、语言表达缺乏逻辑、妄想严重，在沟通时老年痴呆患者常说出重复或难以理解的话语，这可能是疾病症状表现或患者在表达其当时情绪及生理需求。痴呆中期，患者仍能说出话，甚至有的还能说出一些句子，有时初次接触痴呆患者的人会误以为痴呆患者是正常人，不过因其说话逻辑性不强，很快便能辨识出此人为痴呆患者。此期患者对名词记忆有严重退化，因此会使用代名词代替，如想不起"杯子"而说"装水的"；难以维持同一话题，思维跳跃；难以理解并记住复杂或一次太多步骤的指令；阅读的理解力下降使痴呆患者无法做自我阅读。比较特别的是，痴呆患者不但会用口语表达不真实的妄想，而且所述的内容有时会很长，且内容重复。综合文献发现，痴呆患者的语言躁动行为，如不断抱怨、要求、重复句子、提问题及尖叫等常见的语言沟通问题，可能是痴呆患者感受与他人之间负向人际互动、被社交隔离或感到孤单时为寻求注意的一种表现。

• **痴呆晚期**：此阶段痴呆患者的认知功能几乎完全丧失，有的患者会有终日不语、有的却是成天不断重复单词、单字或喃喃自语，此时会常发出重复声音，患者只能用身体的行为与情绪来表达需求，如口渴时因为不会说出来便可能以玩水或到处洒水的方式来表达；用暴力攻击行为来表达对周围环境的不满或心情不佳；用游走来表达想要去某个地点的欲望；用收集东西来反映自己对某一物品的珍惜；用不当饮食行为来表达不想吃或对照护者的不满；用当众脱裤子来表示想要上厕所，甚至常用一些怪异行为来表达自我实现的欲望，如有一位患者以前是裁缝，只要拿到剪刀便会将窗帘剪破。

照护者与痴呆患者沟通的困境

过去针对照护者与痴呆患者沟通困境的相关研究不多。其中，韩国学者 Yi 和 Yih 曾对机构照护者与痴呆患者进行对话分析，发现照护者与痴呆患者沟通时，照护者经常扮演具有权威性的教育者角色、易有情绪化感受、会与痴呆患者争辩、过度使用"只能""只有"、有时会出现逃避的想法等。近期研究发现，"鸡同鸭讲""难入内心"是照护者与痴呆患者沟通的两大障碍。"鸡同鸭讲"指的是双方无法进行有效对话，如照护者对必须重复回应痴呆患者感到无奈，且互不理解；"难入内心"指的是照护者无法了解痴呆患者到底内心需要什么，如感到无法打开痴呆患者的心扉、无法了解其语言与非语言行为想要表达的，甚至遇到老年痴呆患者不开心时不知如何安慰。

如何与痴呆患者建立关系

学者阿尔加斯提出的痴呆患者以需求为导向的妥协行为（NDB）这一概念，可用来解释为何痴呆患者通过行为来表达其需求。痴呆患者以需求为导向的妥协行为包括：①背景因素，如痴呆患者的神经功能、认知能力、生活能力及病前性格等特征；②身心因素，如痴呆患者的生理需求、心理需求及生理社会环境等。背景因素与身心因素交互作用导致痴呆患者出现精神行为症状。因此，介绍痴呆患者常有的精神行为症状（BPSD）是他们为了达到目标及表达需要的一种有意义且有目的的沟通方式，亦即精神行为症状可视为痴呆患者的一种特定沟通方式，其目的可能是吸引他人注意、表达情绪、生理需求未得到满足或抗议等。这些精神行为症状，如精神症状、昼夜颠倒、大小便失禁、游走、攻击行为等，除了会造成患者自身的生活作息紊乱，还会影响照护者的情绪（如抑郁）及对痴呆患者所提供的照护质量。

痴呆患者经常能出现的精神行为症状包括以下几种情况。

• **四处游走**：可能是因为痴呆患者对环境不熟悉，想找出口或逃离环境；也可能是患者记忆力减退，忘记要去哪里；还可能是运动神经被过度活化，需要走路运动以宣泄体力等。

• **躁动行为**：可能是痴呆患者在日常生活中感受到压力和挫折的一种情绪宣泄，或欲寻求他人注意力的一种表现。

• **愤怒情绪**：可能是痴呆患者无能力表达其需求的一种反弹表现。

• **重复动作、发出奇怪声音或表现出反对行为**：可能是对照护者过度语言刺激的一种反抗；痴呆患者囤积物品，则表示欲保护自己的所有物或对环境持有戒心，自认为应藏起有价值的物品等。

照护者若未能了解这些问题行为背后的意义，在照护痴呆患者时可能面临较多的难题，而且照护者和痴呆患者双方不易获得来自照护本身带来的成就感与满足感。因此，与痴呆患者

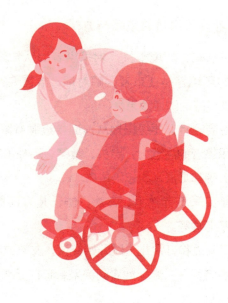

建立关系容易辨识其问题行为所代表的意义，满足痴呆患者的各类需求，提升对痴呆患者的照护质量。

与痴呆患者的沟通技巧

评估痴呆患者尚存的沟通能力

照护者尤其是初次接触痴呆患者的专业人员在实施照护工作前应先了解患者到底尚存多少沟通能力，这是实现有效照护的关键，需要通过专业量表评估痴呆患者对他人的语言理解能力与语言表达能力。

与痴呆患者有效沟通的策略与方法

• 要注意减少环境干扰。痴呆患者因认知障碍而不易专心，嘈杂的环境容易让患者误解对话，故需要祥和安静的环境，以保证良好的沟通效果。

• 开始接触时，要缓慢地从前面接近并有眼神上的接触，以吸引痴呆患者的注意力，点头、微笑、轻触（尤其是对重度痴呆患者）等都是很好的起始技巧。

• 称呼痴呆患者熟悉、喜欢、能让其有反应的名字或称谓，如某某老师等。

• 使用愉悦和日常化主题开始交谈，友善或幽默地唠家常会让痴呆患者打开心扉，如看到痴呆患者在折纸，便谈论与折纸相关的事物。

• 适当的提词，给予痴呆患者定向感，避免一直"挖掘"痴呆患者的近期记忆。若为中至重度痴呆患者，更应避免一直"拷问"，即使是简单的提问，如"我叫什么？"对轻度痴呆患者，可以视状况提问以刺激其记忆。

• 一次问一个问题，并给予足够的时间回答。同时问太多问题易使痴呆患者混乱而不知如何回答，如"你早上想吃稀饭吗？吃完后想回床上或是去散步？"这里有两句问话，应等痴呆患者回答完第一个再问第二个，或等痴呆患者完成第一项后再问第二项。

• 一次给一个指令或选择。很多照护者会给予太多指示，造成老年痴呆患者无所适从，如"快去洗澡，洗完要吃早餐，

之后带你去见你的家里人"，这里有三个指令，应等一项活动
完成再提醒痴呆患者进行下一项。

● 语句要简短、使用的词汇要简单明确。要依据痴呆患者
的能力控制句子的长短，原则上不论患者的认知障碍严重程度
如何都应该尽量简洁，以避免患者产生挫折感。

● 需要痴呆患者进行的动作，应使用肯定句呈现，避免多
项选择，如想让痴呆患者洗澡，则用"来！我们去洗澡"，而
不要说"要去洗澡吗？"

● 直接用具体的字词告诉痴呆患者，而不用代名词，如
"把那件衣服穿上"，而不要说"把它穿起来"。

● 若不懂痴呆患者的意思，则应试着猜测他想要表达什
么。痴呆患者经常会用简单的单字或肢体动作表达需求，如果
不懂先别急着说"听不懂"，要有耐心地去猜并用选择题让他
选出来告诉你。

● 鼓励痴呆患者用自己的方式或肢体表达其想要表达的，
允许他使用自己的语言或肢体动作表达方式，不要禁止其说
此话或做此动作，时间长了，照护者就能明白痴呆患者的意
思了。

● 给痴呆患者足够的时间以理解照护者说的话。一般来
说，正常老年人需要至少 6 秒的时间才能反应及回答问题，更
何况是痴呆患者。这十分考验照护者的耐心。

● 以肢体动作或辅助工具来协助沟通，如手势、身体语言
或图表。此方法特别适用于与重度痴呆患者的沟通，边说边做

动作或用痴呆患者熟悉的图做辅助都是很有效的方法。例如为痴呆患者装义齿时需要让痴呆患者张开口，此时照护者可以一边说"啊……"一边自己大大张口。

与痴呆患者沟通应避免的言谈举止

• 不要因为痴呆患者重听而提高音量，避免被痴呆患者误认为是一种侵略或威胁，应靠近痴呆患者耳边说话或让其戴上助听器后再开始说话。

• 不要将痴呆患者当成小孩子而使用太亲昵的"宝宝语"，如"我的小宝贝……"。

• 避免说听起来像是要痴呆患者领情的话，如"我为你牺牲这么多……"。

• 不要忽略听起来似乎没有意义的话语，而只倾听满意的表述。

• 避免批判式的评论或质问患者的过错，因为痴呆患者逻辑判断能力有障碍，无法理解。

• 避免突然或令人讶异的对话，如"天啊！这里发生了什么事？"

附录 自测检查量表

附表 1 简易智能精神状态检查量表（MMSE）

1. 定向力

现在是（星期几）（几号）（几月）（什么季节）（哪一年）（　）5 分

我们现在在哪里：（省市）（区或县）（街道或乡）（什么地方）（第几层楼）（　）5 分

2. 记忆力

现在我要说三样东西的名称，在我讲完以后，请您重复说一遍。请您记住这三样东西，因为几分钟后要再问您的（请仔细说清楚，每样东西 1 秒钟）。

"皮球""国旗""树木"

请您把这三样东西说一遍（以第一次的答案记分）（　）3 分

3. 注意力和计算力

请您算一算 100 减 7，然后从所得的数目再减去 7，如此一直得计算下去，请您将每减一个 7 后的答案告诉我，直到我说停为止。93，86，79，72，65……

（若错了，但下一个答案是对的，那么只记一次错误）（　）5 分

4. 回忆力

现在请您说出刚才我让您记住的三样东西？"皮球""国旗""树木"（　）3 分

5. 语言能力

（出示手表）这个东西叫什么？（　）1 分

（出示铅笔）这个东西叫什么？（　）1 分

　　现在我要说一句话，请您跟着我清楚地重复一遍。"四十四只石狮子"（　　）1分

　　我给您一张纸，请您按我说的去做，现在开始"用右手拿着这张纸，用两只手将它对折起来，放在您的大腿上。"（不要重复说明，也不要示范）（　　）3分

　　请您念一念这句话，并按照上面的意思去做。（闭上您的眼睛）（　　）1分

　　您给我写一个完整的句子。（句子必须有主语、动词，有意义）（　　）1分

　　记下所叙述句子的全文。

　　这是一张图，请您在同一张纸上照样把它画下来。（两个五边形的图案，交叉处有个小四边形）（　　）1分

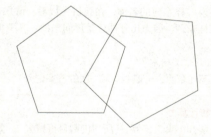

操作说明

1. 定向力（最高分：10分）

　　首先询问日期，之后再针对性的询问其他部分，如"您能告诉我现在是什么季节?"，每答对一题得一分。

　　请依次提问，"您能告诉我我们在什么省市吗?"（区县? 街道? 什么地方? 第几层楼?）每答对一题得一分。

2. 记忆力（最高分：3分）

　　告诉被测试者您将问几个问题来检查他 / 她的记忆力，然后清楚、缓慢地说出 3 个相互无关东西的名称（如皮球、国旗、树木，大约 1 秒钟说

一个)。说完所有的 3 个名称之后,要求被测试者重复它们。被测试者的得分取决于他们首次重复的答案(答对 1 个得 1 分,最多得 3 分)。如果他们没能完全记住,你可以重复,但重复的次数不能超过 5 次。如果 5 次后他们仍未记住所有的 3 个名称,那么对于回忆能力的检查就没有意义了。(请跳过"回忆力"部分的检查)。

3. 注意力和计算力(最高分:5 分)

要求患者从 100 开始减 7,之后再减 7,一直减 5 次(即 93,86,79,72,65)。每答对 1 个得 1 分,如果前次错了,但下一个答案是对的,也得 1 分。

4. 回忆能力(最高分:3 分)

如果前次被测试者完全记住了 3 个名称,现在就让他们再重复一遍。每正确重复 1 个得 1 分。最高 3 分。

5. 语言能力(最高分:9 分)

命名能力(0~2 分):拿出手表给测试者看,要求他们说出这是什么?之后拿出铅笔问他们同样的问题。

复述能力(0~1 分):要求被测试者注意你说的话并重复一次,注意只允许重复一次。这句话是"四十四只石狮子",只有正确,咬字清楚的才得 1 分。

三步命令(0~3 分):给被测试者一张空白的纸,要求对方按你的命令去做,注意不要重复或示范。只有他们按正确顺序做的动作才算正确,每个正确动作得 1 分。

阅读能力(0~1 分):拿出一张"闭上您的眼睛"卡片给被测试者看,要求被测试者读它并按要求去做。只有他们确实闭上眼睛才能得分。

书写能力(0~1 分):给被测试者一张白纸,让他们自发地写出一句完整的句子。句子必须有主语、动词,并有意义。注意你不能给予任何提示。语法和标点的错误可以忽略。

结构能力(0~1 分):在一张白纸上画有交叉的两个五边形,要求被测试者照样准确地画出来。评分标准:五边形需画出 5 个清楚的角和 5 个边。同时,两个五边形交叉处形成菱形。线条的抖动和图形的旋转可以忽略。

评分标准

最高得分为 30 分，分数<27 为认知功能障碍。

痴呆划分标准：文盲≤17 分则为痴呆；小学程度≤20 分则为痴呆；中学及以上程度≤23 分则为痴呆。

痴呆严重程度分级：21~24 分为轻度 MMSE；11~20 分为中度 MMSE；0~10 分为重度 MMSE。

以上评分只能作为参考，疾病诊断需结合临床，遵从医生嘱托。

附表 2 MoCA 量表（中文版）

姓名_____ 性别_____ 出生日期_____ 教育水平_____ 检查日期_____

视空间与执行功能		复制立方体	画钟表（11 点 10 分）（3 分）	得分
	【　】	【　】	【　】轮廓　【　】数字　【　】指针	＿＿/5

命 名	
【　】	【　】　＿＿/3

记 忆		面孔	天鹅绒	教堂	菊花	红色	
读出下列词语，然后由患者重复上述过程 2 次，5 分钟后回忆	第一次						不计分
	第二次						

注 意		
读出下列数字，请患者重复（每秒 1 个）	顺背【　】21854 倒背【　】742	＿＿/2
读出下列数字，每当数字 1 出现时，患者必须用手敲打一下桌面，错误数大于或等于 2 不给分 【　】5213941180621594511141905112		＿＿/1
100 连续减 7　　【　】93　【　】86　【　】79　【　】72　【　】65 4～5 个正确给 3 分，2～3 个正确给 2 分，1 个正确给 1 分，全部错误为 0 分		＿＿/3

语 言	
重复：我只知道今天张亮是来帮过忙的人【　】　狗在房间的时候，猫总是躲在沙发下面【　】	＿＿/2
流畅性：在 1 分钟内尽可能多地说出动物的名字　　　　　【　】_____（N≥11 个名称）	＿＿/1

抽 象	
词语相似性：如香蕉－橘子＝水果　【　】火车－自行车　【　】手表－尺子	＿＿/2

延迟回忆		面孔	天鹅绒	教堂	菊花	红色	仅根据非提示回忆计分	＿＿/5
	回忆时不能提示	【　】	【　】	【　】	【　】	【　】		
选 项	分类提示							
	多选提示							

定 向	
【　】日期　【　】月份　【　】年代　【　】星期几　【　】地点　【　】城市	＿＿/6

总分 _____ /30

操作说明及评分标准

1. 交替连线测验

指导语："我们有时会用'123……'或者'甲乙丙……'来表示顺序。请您按照从数字到汉字并逐渐升高的顺序画一条连线。从这里开始，从 1 连向甲，再连向 2，并一直连下去，到这里结束"。

评分：当患者完全按照"1 →甲→ 2 →乙→ 3 →丙→ 4 →丁→ 5 →戊"的顺序进行连线且没有任何交叉线时，计 1 分。当患者出现任何错误而没有立刻自我纠正时，计 0 分。

2. 视结构技能（立方体）

指导语（检查者指着立方体）："请您照着这幅图在下面的空白处再画一遍，并尽可能精确"。

评分：完全符合以下标准时，计 1 分：①图形为三维结构，所有的线都存在，无多余的线，相对的边基本平行；②长度基本一致（长方体或棱柱体也算正确）。上述标准中，只要违反其中任何 1 条，计 0 分。

3. 视结构技能（钟表）

指导语："请您在此处画一个钟表，填上所有的数字并指示出 11 点 10 分"。

评分：符合下列三个标准时，各计 1 分。①轮廓（计 1 分），表面必须是个圆，允许有轻微的缺陷（如圆没有闭合）。②数字（计 1 分），所有的数字必须完整且无多余的数字；数字顺序必须正确且在所属的象限内；可以是罗马数字；数字可以放在圆圈之外。③指针（计 1 分），必须有两个指针且一起指向正确的时间；时针必须明显短于分针；指针的中心交点必须在表内且接近于钟表的中心。上述各项目的标准中，如果违反其中任何 1 条，则该项目计 0 分。

4. 命名

指导语：自左向右指着图片问患者："请您告诉我这个动物的名字"。

评分：每答对一个计 1 分。正确回答是：①狮子；②犀牛；③骆驼或单峰骆驼。

5. 记忆

指导语：检查者以每秒钟 1 个词的速度读出 5 个词，并向患者说明：

"这是一个记忆力测验。在下面的时间里我会给您读几个词，您要注意听，一定要记住。当我读完后，把您记住的词告诉我。回答时，想到哪个就说哪个，不必按照我读的顺序"。把患者回答正确的词在第一次的空栏中标出。当患者回答出所有的词，或者再也回忆不起来时，把这 5 个词再读一遍，并向患者说明："我把这些词再读一遍，努力去记并把您记住的词告诉我，包括您在第一次已经说过的词"。把患者回答正确的词在第二次的空栏中标出。第二次结束后，告诉患者一会儿还要让他回忆这些词："在检查结束后，我会让您把这些词再回忆一次"。

评分：这两次回忆不计分。

6. 注意

(1) **数字顺背广度指导语**："下面我说一些数字，您仔细听，当我说完时您就跟着照样背出来"。按照每秒钟 1 个数字的速度读出这 5 个数字。

评分：复述准确，每一个数字计 1 分。

(2) **数字倒背广度指导语**："下面我再说一些数字，您仔细听，但是当我说完时您必须按照原数倒着背出来"。按照每秒钟 1 个数字的速度读出这 5 个数字。

评分：复述准确，每一个数字计 1 分（注：倒背的正确回答是 $2 \rightarrow 4 \rightarrow 7$）。

(3) **警觉性指导语**：检查者以每秒钟 1 个的速度读出数字串，并向患者说明："下面我要读出一系列数字，请注意听。每当我读到 1 的时候，您就拍一下手。当我读其他的数字时不要拍手"。

评分：如果完全正确或只有一次错误计 1 分，否则计 0 分（错误是指当读 1 的时候没有拍手，或读其他数字时拍手）。

(4) **100 连续减 7 指导语**："现在请您做一道计算题，从 100 中减去一个 7，而后从得数中再减去一个 7，一直往下减，直到我让您停下为止"。如果需要，可以再向患者讲一遍。

评分：本条目总分 3 分。全部错误计 0 分，1 个正确计 1 分，2~3 个正确计 2 分，4~5 个正确计 3 分。从 100 开始计算正确的减数，每一个减数都单独评定，也就是说，如果患者减错了 1 次，而从这一个减数开始后续的减 7 都正确，则后续的正确减数要给分。例如，如果患者的回答是 93 − 85 − 78 − 71 − 64，85 是错误的，而其他的结果都正确，应计 3 分。

7. 句子复述

指导语:"现在我要对您说一句话,我说完后请您把我说的话尽可能原原本本地重复出来,我只知道今天张亮是来帮过忙的人"。患者回答完毕后,"现在我再说另一句话,我说完后请您也把它尽可能原原本本地重复出来,狗在房间的时候,猫总是躲在沙发下面"。

评分:复述正确,每句话分别计 1 分。复述必须准确。注意复述时出现的省略(如省略了"只""总是"),以及替换/增加(如"我只知道今天张亮……"说成"我只知道张亮今天……";或"房间"说成"房子"等)。

8. 词语流畅性

指导语:"请您尽可能快、尽可能多地说出您所知道的动物名称。时间是 1 分钟,请您想一想,准备好了吗? 开始。"1 分钟后停止。

评分:如果患者 1 分钟内说出的动物名称≥11 个,则计 1 分。同时在检查表的背面或两边记下患者的回答内容。龙、凤凰、麒麟等神话动物也算正确。

9. 抽象

让患者解释每一对词语在什么方面相类似,或者说它们有什么共性。指导语从例词开始。

指导语:"请您说说橘子和香蕉在什么方面相类似"。如果患者回答的是一种具体特征(如,都有皮,或都能吃等),那么需要再提示一次,"请再换一种说法,它们在什么方面相类似"。如果患者仍未给出准确回答(水果),则说,"您说的没错,也可以说它们都是水果。"但不要给出其他任何解释或说明。在练习结束后,说,"您再说说火车和自行车在什么方面相类似"。当患者回答完毕后,再进行下一组词,"您再说说手表和尺子在什么方面相类似",不要给出其他任何说明或启发。

评分:只对后两组词的回答进行评分。回答正确,每组词计 1 分。

只有下列的回答被视为正确:①火车和自行车:运输工具;交通工具;旅行用的。②手表和尺子:测量仪器;测量用的。

下列回答不能给分:①火车和自行车:都有轮子。②手表和尺子:都有数字。

10. 延迟回忆

指导语："刚才我给您读了几个词让您记住，请您再尽量回忆一下，告诉我这些词都有什么"。对未经提示而回忆正确的词，在下面的空栏中打钩（√）做标记。

评分：在未经提示下自由回忆正确的词，每词计 1 分。

可选项目：在延迟回忆之后，对于未能回忆起来的词，通过语义分类线索鼓励患者尽可能回忆。经分类提示或多选提示回忆正确者，在相应的空栏中打钩（√）做标记。先进行分类提示，如果仍不能回忆起来，再进行多选提示。例如"下列词语中哪一个是刚才记过的：鼻子、面孔、手掌"各词的分类提示和（或）多选提示如下。

分类提示 / 多选提示：①面孔，身体的一部分 / 鼻子、面孔、手掌；②天鹅绒，一种纺织品 / 棉布、的确良、天鹅绒；③教堂，一座建筑 / 教堂、学校、医院；④菊花，一种花 / 玫瑰、菊花、牡丹；⑤红色，一种颜色 / 红色、蓝色、绿色。

评分：根据线索回忆不计分。线索回忆只用于临床目的，为检查者分析患者的记忆障碍类型提供进一步的信息。对于提取障碍导致的记忆缺陷，线索可提高回忆成绩；如果是编码障碍，则线索无助于提高回忆成绩。

11. 定向

指导语："告诉我今天是什么日期"。如果患者回答不完整，则可以先提示患者"告诉我现在是"，然后再问"告诉我，这是什么地方，它在哪个城市"。

评分：每正确回答一项计 1 分。患者必须回答精确的日期和地点（医院、诊所、办公室的名称）。日期上多一天或少一天都算错误，计 0 分。

12. 计算总分

把右侧栏目中各项得分相加即为总分，满分 30 分。

量表设计者的英文原版应用结果表明，如果受教育年限≤12 年则加 1 分，最高分为 30 分。≥26 分属于正常。

参考文献

[1] 贾建平. 中国痴呆与认知障碍诊治指南（修订版）. 2 版. 北京：人民卫生出版社，2016.

[2] 姚志彬，陆正齐. 老年痴呆看名医. 广州：中山大学出版社，2017.

[3] 博松田，隆浅田，绫绿德丸，等. 阿尔茨海默病和其他痴呆的神经影像学诊断. 郭岗，延根，吴仁华，译. 北京：科学出版社，2022.

[4] 刘学源，赵延欣，方珉. 远离老年痴呆：预防是最好的治疗. 上海：上海科学普及出版社，2019.

[5] 洪立，王华丽. 老年期痴呆专业照护：护理人员实务培训. 北京：北京大学医学出版社，2014.

[6] 胡昔权. 老年痴呆家庭康复. 北京：电子工业出版社，2022.

[7] 张明园. 老年期痴呆防治指南. 北京：北京大学医学出版社，2007.

[8] 王华丽，李涛. 痴呆基础知识与筛查基本技能手册. 北京：北京大学医学出版社，2020.

[9] 周晓华，王健. 痴呆诊断与认知功能损耗评估量表. 北京：科学出版社，2022.

[10] 费利西蒂·A. 理查兹，伯纳德·库普. ABC 痴呆症. 朱瑜，史亚丽，董燕，译. 长沙：湖南科学技术出版社，2022.

[11] 傅中玲，陈正生，欧阳文贞，等. 老年痴呆症照护指南. 沈阳：辽宁科学技术出版社，2020.

[12] 艾格洛宁. 阿尔茨海默病及其他类型痴呆临床实践. 王刚，任汝静，译. 上海：上海交通大学出版社，2015.

[13] 蔡志友，吕洋，赵宇，等. 老年期痴呆学. 北京：科学出版社，2020.

[14] 黄世敬. 老年痴呆症早期信号及防治. 北京：金盾出版社，2014.

[15] 张兆旭，王德生. 痴呆的诊疗及预防. 北京：人民卫生出版社，2016.

[16] 田金洲. 中国痴呆诊疗指南. 北京：人民卫生出版社，2018.

[17] 吕佩源. 血管性认知障碍. 北京：人民卫生出版社，2019.

[18] 王刚. 痴呆及认知障碍神经心理测评量表手册. 北京：科学出版社，2014.